Hans Jäger (Ed.)

Entry Inhibitoren

Neue Formen der HIV-Therapie

Hans Jäger (Ed.)

Entry Inhibitoren

Neue Formen der HIV-Therapie

Mit 44 Abbildungen und 5 Tabellen

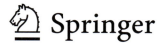 Springer

Herausgeber:
Dr. med. Hans Jäger
MVZ Karlsplatz
Stachus 8
80335 München

ISBN 978-3-540-78357-2 Springer Medizin Verlag Heidelberg

Bibliografische Information der Deutschen Nationalbibliothek
Die Deutsche Nationalbibliothek verzeichnet diese Publikation in der Deutschen Nationalbibliografie;
detaillierte bibliografische Daten sind im Internet über http://dnb.d-nb.de abrufbar.

Springer Medizin Verlag
springer.de
© Springer Medizin Verlag Heidelberg 2008

Planung: Hanna Hensler-Fritton, Heidelberg
Projektmanagement: Barbara Knüchel, Heidelberg
Layout und Einbandgestaltung: deblik Berlin
Cover-Abbildungen: mit freundlicher Genehmigung von Frau Francesca Perruccio
    (Pfizer, Sandwich Labs)
Satz: TypoStudio Tobias Schaedla, Heidelberg
Copy-Editing: Hilger Verlagsservice, Heidelberg
Druck: Stürtz, Würzburg

SPIN 12200290

Gedruckt auf säurefreiem Papier   18/5135/BK – 5 4 3 2 1 0

Vorwort

Der rasche Fortschritt in der HIV-Forschung wird durch die erfolgreiche Entwicklung der Substanzklasse »Entry-Inhibitoren« erneut eindrucksvoll belegt. Bei keiner vergleichbaren Erkrankung sind direkt für den Patienten – auch deutlich spürbare – Optimierungen des Managements und Verbesserungen der Prognose in ähnlich hohem Ausmaß sichtbar.

Nach zögerlichen Anfangserfolgen von meist vorübergehender Dauer ist seit Mitte der 90er Jahre eine nachhaltige Verbesserung der Prognose eingetreten. Der Horizont ist offen. Patienten können in den meisten Situationen Lebensentscheidungen so treffen, wie sie es auch ohne HIV-Infektion tun würden.

Hierfür waren drei Faktoren ausschlaggebend. Seit Mitte der 90er Jahre liegt ein besseres Verständnis der HIV-Pathogenese vor, die Menge der Viren im Blut wurde messbar und es konnten erfolgreich Dreifachkombinationstherapien eingesetzt werden

Ebenfalls Mitte der 90er Jahre wurden die spezifischen Chemokinrezeptoren CXCR4 und CCR5 identifiziert. Beide sind wichtige Korezeptoren beim Eintritt von HIV in die Zielzelle. CCR5 ermöglicht als Korezeptor die Infektion durch CCR5(R5)-trope Viren vor allem von aktivierten CD4-Zellen und Makrophagen, wobei das HIV-Hüllglykoprotein (ENV) zunächst mit den CD4-Rezeptoren, dann mit dem Korezeptor interagiert. CXCR4(R4)-trope Viren können darüber hinaus auch ruhende CD4-Zellen infizieren. Sie stellen das pathophysiologische Korrelat der Ende der 80er Jahre beschriebenen SI-(Synzytium induzierende) Virusvarianten dar.

CCR5(R5)-Inhibitoren – mit Maraviroc (Celsentri) wurde 2007 in den USA und Europa die erste Substanz dieser Klasse zugelassen – stellen eine wichtige Erweiterung des therapeutischen Arsenals für HIV/AIDS-Patienten dar, bei denen R5-trope Viren nachweisbar sind.

R5-Virusstämme werden nach derzeitigem Kenntnisstand effizienter übertragen als X4-Virusstämme. Sie finden sich vor allem in den frühen Stadien der HIV-Infektion. Therapienaive Patienten weisen zu ca. 80%, vorbehandelte Patienten zu ca. 55% R5-trope Viren auf. Die überwiegende Anzahl der übrigen Viren ist R5/X 4 »dual mixed«. Ein reiner X4-Tropismus ist selten.

Die Ergebnisse großer klinischer Studien (MOTIVATE 1 und 2), die 2007 veröffentlicht wurden, zeigen einen hohen therapeutischen Nutzen bei Patienten mit fortgeschrittener HIV-Infektion und R5-tropen Viren. Bei diesen Patienten war der Effekt mit dem der Integraseinhibitoren vergleichbar.

Auch bei therapienaiven Patienten (Merit-1- und -2-Studien) wird ein Behandlungspotential erkennbar, wenngleich die Non-Inferiorität gegenüber der Vergleichssubstanz Efavirenz bezüglich des Anteils der Patienten mit Viruslast < 50 Kopien/ml zu Woche 48 nicht nachweisbar war (64% für Maraviroc, 69% für Efavirenz).

Allerdings zeigten die mit Maraviroc behandelten therapienaiven Patienten einen höheren CD4-Zell-Anstieg, weniger Nebenwirkungen und eine geringere Zahl von malignen Erkrankungen. Erste Studien untersuchen den Einsatz von Maraviroc in Kombination mit anderen Substanzen zur möglichen HIV-Eradikation.

Dieser Band soll die derzeitigen klinischen Möglichkeiten und Managementerfahrungen beim Einsatz der neu zugelassenen Substanz Maraviroc (Celsentri) beschreiben und die pathophysiologischen Grundlagen erläutern. Er soll zudem die Herausforderungen, insbesondere im Rahmen der Tropismusbestimmung, aufzeigen und praktische Hinweise, etwa zu den Dosierungsadaptationen, vermitteln.

München, im April 2008
Hans Jäger

Inhaltsverzeichnis

VI Sonderthema

Autorenverzeichnis

Bara, Yves A.
Pfizer Pharma GmbH
Postfach 4949
76032 Karlsruhe
Yves-andre.bara@pfizer.com

Beer, Klaus
Pfizer Pharma GmbH
Postfach 4949
76032 Karlsruhe
klaus.beer@Pfizer.com

Behrens, Georg
Medizinische Hochschule Hannover
Abteilung Klinische Immunologie
Carl-Neuberg-Str. 1
30625 Hannover
behrens.georg@mh-hannover.de

Esser, Stefan
Universitätsklinikum Essen
Hautklinik
Hufelandstr. 55
45122 Essen
stefan.esser@uni-essen.de

Fätkenheuer, Gerd
Klinikum I für Innere Medizin der
Universität Köln
Arbeitsgruppe Infektiologie
Joseph-Stelzmann-Str. 9
50924 Köln
g.faetkenheuer@uni-koeln.de

Gölz, Jörg
HIV-Schwerpunktpraxis Berlin
Kaiserdamm 24
14057 Berlin
goelz@snafu.de

Harrer, Thomas
Universitätsklinikum Erlangen
Medizinische Klinik III
Krankenhausstr. 12
91054 Erlangen
thomas.harrer@med3.imed.uni-erlangen.de

Heiken, Hans
Georgenstr. 46
30159 Hannover
dr.heiken@email.de

Hoffmann, Christian
Infektionsmedizinisches Centrum Hamburg
Grindelallee 35
20146 Hamburg
grindel@ich-hamburg.de

Jäger, Hans
MVZ Karlsplatz
Stachus 8
80335 München
info@jajaprax.de

Kaiser, Rolf
Universität Köln
Institut für Virologie
Fürst-Pückler-Str. 56
50935 Köln
rolf.kaiser@uk-koeln.de

Kirchhoff, Frank
Universität Ulm
Albert-Einstein-Allee 11
89081 Ulm
Deutschland
frank.kirchhoff@uniklinik-ulm.de

Klimkait, Thomas
InPheno AG
Vesalgasse 1
CH-4051 Basel
thomas.klimkait@inpheno.com

Lengauer, Thomas
Max-Planck Institut für Informatik
Computational Biology and Applied
Algorithmics
Campus E1 4
66123 Saarbrücken
lengauer@mpi-sb.mpg.de

van Lunzen, Jan
Universitätsklinik Hamburg-Eppendorf
Medizinische Klinik u. Poliklinik
Martinistr. 52
20246 Hamburg
v.lunzen@uke.uni-hamburg.de

Martinez-Cajas, Jorge
McGill University AIDS Center,
Jewish General Hospital
3755 Cote-Ste-Catherine Road
Montreal, Quebec H3T 1E2
Canada
jorge.martinez2@mail.mcgill.ca

Münch, Jan
Universitätsklinikum Ulm
Institut für Virologie
Albert-Einstein-Allee 11
89081 Ulm
jan.muench@uniklinik-ulm.de

Nattermann, Jacob
Universitätsklinikum Bonn
Medizinische Klinik und Poliklinik I
Sigmund-Freud-Str. 25
53105 Bonn
jacob.nattermann@ukb.uni-bonn.de

Nelson, Mark
Chelsea and Westminster Hospital
369 Fulham Road
London SW109NH
UK
mark.nelson@chelwest.nhs.uk

Panos, George
10, Skoufa Str.
Kolonaki
106 73 Athens
Greece
panmedix@otenet.gr

Perros, Manos
Pfizer Global Research and Development
Sandwich
Kent CT13 9NJ
United Kingdom
Manos.perros@pfizer.com

Saleta, Sierra
Universität Köln
Institut für Virologie
Fürst-Pückler Str. 56
50935 Köln
Saleta.Sierra-Aragon@uk-koeln.de

Sander, Oliver
Max-Planck Institut für Informatik
Computational Biology and Applied
Algorithmics
Campus E1 4
66123 Saarbrücken
osander@mpi-sb.mpg.de

Stellbrink, Hans-Jürgen
Infektionsmedizinisches Centrum Hamburg
Grindelallee 35
20146 Hamburg
grindel@ich-hamburg.de

Thielen, Alexander
Max-Planck Institut für Informatik
Computational Biology and Applied
Algorithmics
Campus E1 4
66123 Saarbrücken
athielen@mpi-inf.mpg.de

Wainberg, Mark
McGill University AIDS Centre
Jewish General Hospital
3755, Cote Ste-Catherine Road
Room 318
Montreal, Quebec H3T 1E2
mark.wainberg@mcgill.ca

Walter, Hauke
Universitätsklinikum Erlangen-Nürnberg
Nationales Referenzzentrum für Retroviren
Schlossgarten 4
91054 Erlangen
hauke.walter@viro.med.uni-erlangen.de

Westby, Mike
Pfizer Global Research and Development
Sandwich
Kent CT13 9NJ
United Kingdom
mike.westby@pfizer.com

Teil I   Basics

Viral (HIV) Entry: How Does It Work?

George Panos and Mark Nelson

HIV Life (Replication) Cycle

HIV life (replication) cycle involves attachment and fusion of the HIV particle with host target cells to initiate the infectious cycle. Entry into the host cell results in conversion of the viral genes from an RNA form to a DNA form and integration of the viral genetic material into the chromosomes of the now infected cell, where it persists for the life of the host cell, resulting in replication and budding forming new virions that are released from the infected host cells.

Pathophysiology of Human Host Cell Infection by HIV

HIV can infect macrophages, CD4 T cells and a subgroup of dendritic cells (DC) (Pope 1993; Spira et al. 1996; Zhang et al. 1998, 1999). HIV can infect CD4- and CCR5-expressing dendritic cells (DC), macrophages and T cells in the underlying mucosal tissues. Dendritic cells, abundant in vaginal and other mucosal surfaces, express CD4, CCR5, DC-SIGN and other C-type lectin receptors that facilitate the capture and infection by HIV and SIV (Frank and Pope 2002; Lee et al. 2001). DCs capture HIV particles through C-type lectin receptors and transport them to lymphoid tissue to induce an immune response by provoking activation of CD4 cells (Pope 1993); DCs can be infected by HIV through a CCR5-dependent mechanism (*cis infection*), or can merely act as transporters HIV without becoming infected by binding DC-SIGN to carbohydrates on gp120 (*trans-transmission model*). The *cis* and trans pathways of transferring HIV are not mutually exclusive (Kawamura et al. 2005). Infection in CD4 T cells is enabled by DC-T-cell conjugates, which spread infection to more CD4 T lymphocytes (Pope et al. 1994, 1995). When viruses reach the lymphoid tissue they provoke activation of CD4 T cells which acquire a memory phenotype (CD4+RO+CCR+) (Jenkins et al. 2001). The activated memory subset, which expresses higher CCR5 than CXCR4 levels, is the main producer of virus in vivo (Zhang et al. 1999; Gupta et al. 2002; Douek 2003). Also, gut associated lymphoid tissue is rich in activated memory CD4 T cells, which has been found to be the main site of early replication in both macaques and humans (Veaze et al. 1998; Brenchley et al. 2004; Mehandru et al. 2004).

CCR5 (R5) viruses predominate in the early stages of infection irrespective of the route of transmission vis a vis sexual, parenteral or vertical (Moore et al. 2004; Lederman et al. 2004). CCR5 variant viruses are responsible for the establishment of infection since they appear to

1

be more efficiently transmitted initially than CXCR4 viruses (Pope and Haase 2003). CXCR4 (X4) variants tend to emerge in later HIV disease stages and are associated with a more rapid CD4 cell depletion and progression to AIDS (Schuitemaker et al. 1992). Progression of HIV-1 infection from asymptomatic stages to AIDS correlates with a switch in viral co-receptor use from R5 to X4 tropic isolates in about half of the patients studied (Connor et al. 1997).

Essential HIV Particle and Host (Target) Cell Components to Effect HIV Entry

Essential prerequisite that HIV-1 particles infect human target cells such as macrophages, CD4 T cells and a subgroup of DCs is that the host (target) cell surface possesses receptors that HIV can attach and utilise to gain entry. Two viral surface membrane proteins have to interact with two host cell membrane proteins in a complex and sequential manner.

Viral Proteins

The viral proteins necessary for HIV-1 entry are surface protein gp120 and the transmembrane protein gp41; both encoded by the envelope gene (env) which is translated as a single polyprotein gp160 and subsequently processed by proteolytic cleavage. Both gp41 and gp120 proteins (gp120-gp41) associate with each other forming hetero-trimeric structures (from the Greek meaning two unified entities composed of three parts each), a trimer of three gp120 and three gp41 molecules, which are integrated within the viral membrane on virus assembly forming the envelope glycoprotein spikes (Chan and Kim 1998; Wyatt and Sodroski 1998; Popovic et al. 1983). The envelope glycoprotein spikes, on the surface of virus particles, comprise an outer surface gp120 non-covalently linked to a transmembrane gp41. The gp160 spike (gp120-gp41) contains binding domains, for both the primary CD4 receptors and chemokine CCR5, CXCR4 co-receptors (Barre-Sinoussi et al. 1983; Dragic et al. 1996). The interaction between the primary CD4 receptor and gp120 is conserved among all primate lentiviruses.

Host (Human) Target Cell Proteins

The host (target) cellular proteins required for HIV-1 trimeric envelope gp120-gp41 attachment and entry by fusion, are a triad of primary receptors, the CD4 receptors and a triad of adjacently situated co-receptors, the CCR5 or the CXCR4, two kinds of co-receptors that are used by all HIV strains (Klatzmann et al. 1984; Alkhatib et al. 1996; Dragic et al. 1996; Edwards et al. 2001).

Although more than a dozen types of co-receptors have been described, only the two co-receptor variants known as CCR5 and CXCR4 are used by all HIV-1 strains (Alkhatib et al. 1996; Dragic et al. 1996; Liu et al. 1996; Samson et al. 1996; Murphy et al. 2000). These co-receptors belong to the chemokine family of transmembrane spanning receptors coupled to a G-protein signalling pathway: the CC chemokine receptor 5 (CCR5) which binds the chemotactic chemokines, the monocyte inflammatory protein (MIP-1a, and MIP-1b), RANTES (regulated upon activation normal T-cell express and secreted), and the CXC chemokine receptor

4 (CXCR4) which binds the stromal derived factor SDF-1 as ligand (Huang et al. 1996). These soluble factors produced as chemokines in the tissue milieu or produced endogenously by target cells can have a major influence on tropism. The CCR5 receptor is used by macrophage (M-tropic) viruses and CXCR4 is used by T-lymphocyte (T-tropic) virus.

Concept of Co-Receptors in HIV Entry

The concept that co-receptors play a crucial role in HIV disease became evident when a common mutational variant of the CCR5 coding gene known as the Δ32 was discovered in 1996 (Dean et al. 1996; Benkirane et al. 1997; Wu et al. 1997; de Roda et al. 1999, Marmor et al. 2001). This CCR5 genetic variant results in the production of non-functional CCR5 co-receptors. Persons with two normal copies of the CCR5 gene predominate in the population and are susceptible to HIV infection.

Persons who inherit two copies of the CCR5 Δ32 variant from their parents known as Δ32 homozygotes have no functional CCR5 co-receptors and appear to be highly resistant to HIV infection (Dean et al. 1996; Benkirane et al. 1997; Wu et al. 1997; de Roda et al. 1999; Marmor et al. 2001).

Δ32 heterozygotes inherit one copy of the CCR5 Δ32 variant from one parent and a normal form from the CCR5 gene from the other parent. Δ-32 heterozygotes can become infected with HIV but disease progression is significantly delayed compared to those who have two normal copies of the CCR5 gene. Heterozygotes express a decreased number of CCR5 receptors and have a slower rate of disease progression (Dragic et al. 1996; Feng et al. 1996; Berger et al. 1998). An HIV particle that is unable to enter the host target cell cannot infect it, and it cannot replicate.

Therefore, attention to this co-receptor as an antiretroviral target came from genetic evidence of a naturally resistant to HIV-1 infection human population, with a homozygous 32 base pair deletion (Δ32-ccr5) in the CCR5 coding region failing to express CCR5 on the host cell surface and with little or no apparent impact on their immune status or general health.

HIV-1 Chemokine Co-Receptor Tropism

Different HIV strains differ in their ability to use the major co-receptors to achieve entry into the host cell. In addition to binding to the primary CD4 receptor a second adjacent co-receptor is required for HIV to interact with so as to gain entry into host target cells. CCR5 and CXCR4 are the major chemokine co-receptors used by HIV to enter into human host cells. Some HIV strains only use the CCR5 coreceptor, some only the CXR4 coreceptor while other viruses known as dual tropic use both or either. An HIV infected individual may have only the CCR5 using virus, only the CXR4 using virus or a mixture of CCR5, CXCR4 or dual tropic using viruses (Deng et al. 1996). Based on co-receptor use, HIV-1 strains were classified according to their tropism: CCR5-tropic (R5), CXCR4-tropic (X4), or dual-tropic (R5/X4) (Deng et al. 1996; Liu et al. 1996; Samson et al. 1996; Murphy et al. 2000); this corresponded to previous observations where non-syncytium inducing (NSI) viral phenotype was consistent with replicating in monocyte-macrophages (M-tropic) linked to less virulent strains, whereas syncytium-inducing (SI) viral phenotype was consistent with replicating in T lymphocytes (T-tropic) and linked with more virulent strains, suggesting that tropism may be related with virulence and disease progression or stage of disease (Tersmette et al. 1988; Bozzette et al. 1993, Koot et al. 1993, Spijderman et al. 1998).

Chemokine co-receptor tropism of HIV is associated with CD4 cell counts, HIV-1 RNA levels, and NK cell counts. The presence of mixed/dual-tropic CCR5/CXCR4 populations or CXCR4 using virus may be seen at all CD4 cell counts and viral loads but is more common at lower CD4 cell counts and higher viral loads. Hence, in the early phase of infection the CCR5 using virus predominates in most patients whereas in the late phase of infection, HIV strains capable of using CXR4 co-receptors often emerge (Moyle et al. 2005).

HIV Entry

Overview

The first step in HIV life cycle is viral attachment to the primary CD4 receptor on the host (target) cell surface. The next step for viral entry involves a cascade of molecular interaction events between HIV viral envelope glycoprotein gp120 and two host (target) cell surface receptors, the primary CD4 receptor and a co-receptor, the CCR5 or the CXCR4, two co-receptors that are used by all HIV strains. The viral particle envelope gp120 and host cell primary CD4 receptor and CCR5 or CXCR4 co-receptor come to closer proximity, inducing a conformational change in gp120 that allows it to bind to the co-receptor, resulting in a viral two point binding with the target cell. Co-receptor binding triggers conformational changes in the gp41 subunit, leading to insertion of its N terminal fusion peptide into the host cell's membrane. Fusion ensues (joining of the viral and CD4 T cell membranes), which results in release of the viral genome into the host (target) cell cytoplasm.

Thus, three main steps for virus entry into the host (target) cell are required, namely
1. attachment of the virus,
2. interaction of the virus with the co-receptors, and
3. fusion of the virus.

Attachment of the Virus

The first step in HIV entry by fusion (Harrison 2005) involves the high affinity attachment of the CD4 binding trimeric domains of the viral envelope gp120 to the corresponding primary CD4 receptors on the host (target) cell surface (Sattentau et al. 1988; Weiss et al. 1988). This means that three viral envelope gp120 (trimeric) molecules, comprising the outer part of one envelope glycoprotein spike on the surface of the viral particle, bind with three molecules of primary CD4 receptors situated correspondingly on the host cell surface, thus stabilizing the virus proximally to the host cell surface.

Interaction of the Virus with the Co-Receptors

Once the three viral envelope gp120 molecules are bound with the three primary CD4 receptors, the viral envelope trimeric complex undergoes a structural change, exposing the chemokine-binding domains of gp120 known as variable loops – V1/V2 and V3 variable loops

(»flaps«) (Kwong et al. 1998; Myszka et al. 2000; Cormier et al. 2002) which are separated by a »bridging sheet« – thus allowing them to interact (»grip«) with the exposed adjacently positioned target chemokine co-receptor (i.e. CCR5, or CXCR4).

Flexible regions in the primary CD4 receptor between domains 2 and 3 as well as between domain 4 and the membrane allow further proximal orientation (»bending inwards towards the host cell surface«) (Yachou et al. 1999) for the viral envelope gp120 co-receptor binding site V1/V2, the relatively conserved »bridging sheet« (that lies between the protruding and variable V1/V2 and V3 loops) and V3, to achieve optimal co-receptor binding (Rizzuto et al. 1998; Hartley et al. 2005). The co-receptor binding site on gp120 is not usually fully exposed until the primary CD4 receptor is bound.

The V3 loop has been known to be a major determinant of cell tropism and presently of co-receptor use. Positively charged amino acids in V3 that confer a syncytium inducing (SI) phenotype correlate with CXCR4 use. The role of the V1/V2 loops are less clear in the co-receptor interaction but when present V1 and V2 influence both cell tropism and co-receptors used.

Chemokine receptors of CCR5 on the surface of CD4 T cells and macrophages form rods in the cell membrane with a central pore surrounded by the seven transmembrane regions. Four domains are exposed on the cell surface: the N terminus and three extracellular loops E1, E2, and E3. Two sites on co-receptors centered around the N terminus and E2 are involved in HIV entry (Wu et al. 1997; Dragic 2001; Dragic et al. 1998). Sites in the V1/V2 loop, the bridging sheet and V3 loop on the viral envelope gp120, may contribute to at least two specific interactions with co-receptors centered on the N terminus and E2.

Interaction and binding of the virus with the co-receptors accomplishes the second step for virus entry into the host cell.

Fusion of the Virus into the Host (Target) Cell

Interaction and binding of the virus with the co-receptors allow for a more stable, two-pronged attachment between trimeric viral envelope gp120, with host cell CD4 primary receptors and adjacent co-receptors; an action, which, consequently exposes the inaccessible in the naïve state peptide gp41 (Gallaher et al. 1987; Chan et al. 1997; Weissenhorn et al. 1997). This positioning state triggers conformational changes in gp41 subunit allowing the N-terminal fusion peptide gp41 to penetrate the cell membrane as if a signal to »harpoon« the host cell has been given, leading to insertion of its N-terminal fusion peptide into the host cell's membrane (Kowalski et al. 1987; Moore et al. 1991; Sattentau et al. 1991; Carr et al. 1993; Weissenhorn et al. 1997: Furuta et al. 1998).

The HIV-1 gp41 envelope glycoprotein consists of an ectodomain (extracellular), a transmembrane, and an endodomain (intracellular), respectively. The ectodomain contains three major functional regions consisting of a fusion peptide at the amino-terminus of gp41, and two 4-3 heptad repeats (HR) adjacent to the N- (HR1) and C- (HR2) terminal portions of the ectodomain respectively, also called gp41 alpha-helical domains HR1 and HR2 (Gallaher et al. 1989).

Repeat sequences in gp41, HR1 and HR2 then intramolecularly interact between the C- and N-terminal peptide regions of gp41, causing the collapse of the extracellular portion of gp41 and leading to a trimer of hairpins and the formation of coiled-coil (loop) structures (Gallaher et al. 1989; Fass et al. 1996; Chan et al. 1997). Juxtaposition of the host cell and viral membranes with coiled-coil (loop) structures permeating the cell membrane (resembling to viral particle and host cell membranes being stitched together at places initially) allow fusion of the membranes and subsequent entry of the viral capsid into the host cell.

Fusion of the virus and host cell membranes, leading to the release of the HIV-1 core into the host cell, accomplishes the third and final step of HIV entry into the host cell; the replication process of HIV in the host cell begins!

References

Alkhatib G, Combadiere C, Broder CC, et al. CC CKR5: a RANTES, MIP-1alpha, MIP-1beta receptor as a fusion cofactor for macrophage-tropic HIV-1. Science 1996, 272:1955–1958

Barre-Sinoussi F, Chermann JC, Rey F, et al. Isolation of a T-lymphotropic retrovirus from a patient at risk for acquired immune deficiency syndrome (AIDS). Science 1983, 220:868–871

Benkirane M, Jin DY, Chun RF, et al. Mechanism of transdominant inhibition of CCR5-mediated HIV-1 infection by CCR5 delta 32. J Biol Chem 1997, 272:30603–30606

Berger E, Doms R, Fenyö E, et al. A new classification for HIV-1. Nature 1998, 391:240

Bozzette S, McCutchan J, Spector S, Wright B, Richman D. A cross-sectional comparison of persons with syncytium- and non-syncytium-inducing HIV. J Infect Dis 1993, 168:1374–1379

Brenchley J, Schacker T, Ruff L, et al. CD4R T cell depletion during all stages of HIV disease occurs predominantly in the gastrointestinal tract. J Exp Med 2004, 200:749–759

Carr CM, Kim PS. A spring-loaded mechanism for the conformational change of influenza hemagglutinin. Cell 1993, 73:823–832

Chan D, Kim P. HIV entry and its inhibition. Cell 1998, 93: 681–684

Chan DC, Fass D, Berger JM, et al. Core structure of gp41 from the HIVenvelope glycoprotein Cell 1997, 89:263–273

Connor R, Sheridan K, Ceradini D, Choe S, Landay N. Change in coreceptor use coreceptor use correlates with disease progression in HIV-1-infected individuals. J Exp Med 1997; 185:621–628

Cormier EG, Dragic T. The crown and stem of the V3 loop play distinct roles in human immunodeficiency virus type 1 envelope glycoprotein interactions with the CCR5 coreceptor. J Virol 2002, 76:8953–8957

de Roda Husman AM, Blaak H, Brouwer M, et al. CC chemokine receptor 5 cell-surface expression in relation to CC chemokine receptor 5 genotype and the clinical course of HIV-1 infection. J Immunol 1999, 163:4597–4603

Dean M, Carrington M, Winkler C, et al. Genetic restriction of HIV-1 infection and progression to AIDS by a deletion allele of the CKR5 structural gene. Science 1996, 273:1856–1862

Deng H, Liu R, Ellmeier W, et al. Identification of a major co-receptor for primary isolates of HIV-1. Nature 1996, 381:661–666

Douek D. Disrupting T-cell homeostasis: how HIV-1 infection causes disease. AIDS Rev 2003, 21:172–177

Dragic T, Litwin V, Allaway G, et al. HIV-1 entry into CD4R cells is mediated by the chemokine receptor CC-CKR-5. Nature 1996, 381:667–673

Dragic T, Trkola A, Lin SW, et al. Amino-terminal substitutions in the CCR5 coreceptor impair gp120 binding and human immunodeficiency virus type 1 entry. J Virol 1998, 72:279–285

Dragic T. An overview of the determinants of CCR5 and CXCR4 co-receptor function. J Gen Virol 2001, 82:1807–1814

Edwards T, McManus C, Richardson T, et al. Multimeric CD4+ and coreceptor binding is required to activate HIV-1 envelope protein trimers. Program and abstracts of the 8th Conference on Retroviruses and Opportunistic Infections; February 4–8, 2001; Chicago, Illinois. Abstract 105

Fass D, Harrison SC, Kim PS. Nat Struct Biol 1996, 3:465–469

Feng Y, Broder C, Kennedy P, Berger E. HIV-1 entry cofactor: functional cDNA cloning of a seven-transmembrane. G protein-coupled receptor. Science 1996, 272:872–877

Frank I, Pope M. The enigma of dendritic cell-HIV interplay. Curr Mol Med 2002, 2:229–248

Furuta RA, Wild CT, Weng Y, et al. Capture of an early fusion-active conformation of HIV-1 gp41. Nat Struct Biol 1998, 5:276–279

Gallaher WR, Ball JM, Garry RF, et al. A general model for the transmembrane proteins of HIV and other retroviruses. AIDS Res Hum Retrovir 1989, 5:431–440

Gallaher WR. Detection of a fusion peptide sequence in the transmembrane protein of human immunodeficiency virus. Cell 1987, 50:327–328

Gupta P, Collins K, Ratner D, et al. Memory CD4R T cells are the earliest detectable HIV-1- infected cells in the female genital mucosal tissue during HIV-1 transmission in an organ culture system. J Virol 2002, 76:9868–9876

Harrison SC. Mechanism of membrane fusion by viral envelope proteins. Adv Virus Res 2005, 64:231–261.

Hart TK, Kirsh R, Ellens H, et al. Binding of soluble CD4 proteins to human immunodeficiency virus type 1 and infected cells induces release of envelope glycoprotein gp120. Proc Natl Acad Sci USA 1991, 88:2189–2193

Hartley O, Klasse PJ, Sattentau QJ, et al. V3: HIV's switch-hitter. AIDS Res Hum Retrovir 2005, 21:171–189

Huang Y, Paxton W, Wolinsky S et al. The role of a mutant CCR5 allele in HIVtransmission and disease progression. Nat Med 1996, 2:1240–1243

Jenkis M, Khoruts A, Ingulli E, et al. In vivo activation of antigen-specific CD4 T cells. Annu Rev Immunol 2001, 19:23–45

Kawamura T, Kurtz S, Blauvelt A, Shimada S. The role of Langerhans cells in the sexual transmission of HIV. J Dermatol Sci 2005; 40:147–155

Klatzmann D, Champagne E, Chamaret S, et al. T-lymphocyte T4 molecule behaves as the receptor for human retrovirus LAV. Nature 1984, 312:767–768

Koot M, Keet I, Vos A, de Goede R, Roos M, Coutinho R. Prognostic value of HIV-1 syncytium-inducing phenotype for rate of CD4R cell depletion and progression to AIDS. Ann Intern Med 1993, 118:681–688

Kowalski M, Potz J, Basiripour L, et al. Functional regions of the envelope glycoprotein of human immunodeficiency virus type 1. Science 1987;237:1351–1355

Kwong PD, Wyatt R, Robinson J, et al. Structure of an HIV gp120 envelope glycoprotein in complex with the CD4 receptor and a neutralizing human antibody. Nature 1998, 393:648–659

Lederman M, Veazey R, Oxford R, et al. Prevention of vaginal SHIV transmission in rhesus macaques through inhibition of CCR5. Science 2004, 306:485–487

Lee B, Leslie G, Soilleux E, et al. Expression of DC-SIGN allows for more efficient entry of human and simian immunodeficiency viruses via CD4 and a coreceptor. J Virol 2001, 75:12028–12038

Liu R, Paxton W, Choe S, et al. Homozygous defect in HIV-1 coreceptor accounts for resistance of some mutiply-exposed individuals to HIV-1 infection Cell 1996, 86:367–377

Marmor M, Sheppard HW, Donnell D, et al. Homozygous and heterozygous CCR5-Delta32genotypes are associated with resistance to HIV infection. J Acquir Immune Defic Syndr 2001, 27:472–481

Mehandru S, Poles M, Tenner-Racz K, et al. Primary HIV-1 infection is associated with preferential depletion of CD4R T lymphocytes from effector sites in the gastrointestinal tract. J Exp Med 2004, 200:761–770

Moore J, Kitchen S, Pugach P, Zack J. The CCR5 and CXCR4 coreceptors-central to understanding the transmission and pathogenesis of HIV type 1 infection. AIDS Res Hum Retroviruses 2004, 20:111126

Moore JP, McKeating JA, Weiss RA, et al. Dissociation of gp120 from HIV-1 virions induced by soluble CD4. Science 1990, 250:1139–1142

Moyle GJ, Wildfire A, Mandalia S, et al. Epidemiology and predictive factors for chemokine receptor use in HIV-1 infection. J Inf Dis 2005, 191:866–872

Murphy P, Baggiolini M, Charo I, et al. International union of pharmacology. XXII Nomenclature for chemokine receptors. Pharmacol Rev 2000, 52:145–176

Myszka DG, Sweet RW, Hensley P, et al. Energetics of the HIV gp120-CD4 binding reaction. Proc Natl Acad Sci USA 2000, 97:9026–9031

Pope M, Betjes M, Romani N, et al. Conjugates of dendritic cells and memory T lymphocytes from skin facilitate productive infection with HIV-1. Cell 1994, 78:389–398

Pope M, Gezelter S, Gallo N, Hoffman L, Steinman R. Low levels of HIV-1 infection in cutaneous dendritic cells promote extensive viral replication upon binding to memory CD4R T cells. J Exp Med 1995, 182:2045–2056

Pope M, Haase A. Transmission, acute HIV-1 infection and the quest for strategies to prevent infection. Nat Med 2003, 9:847–852

Popovic M, Sarin PS, Robert-Gurroff M, et al. Isolation and transmission of human retrovirus (human t-cell leukemia virus). Science 1983; 219:856–859

Rizzuto CD, Wyatt R, Hernandez-Ramos N, et al. A conserved HIV gp120 glycoprotein structure involved in chemokine receptor binding. Science 1998, 280:1949–1953

Samson M, Libert F, Doranz BJ, et al. Resistance to HIV-1 infection in Caucasian individuals bearing mutant alleles of the CCR5 chemokine receptor gene Nature 1996, 382:722–725

Sattentau QJ, Clapham PR, Weiss RA, et al. The human and simian immunodeficiency viruses HIV-1, HIV-2 and SIV interact with similar epitopes on their cellular receptor, the CD4 molecule. AIDS 1988, 2:101–105

Sattentau QJ, Moore JP. Conformational changes induced in the human immunodeficiency virus envelope glycoprotein by soluble CD4 binding. J Exp Med 1991, 174:407–415

Schuitemaker H, Koot M, Kootstra N, et al. Biological phenotype of HIV type 1 clones at different stages of infection: progression of disease is associated with a shift from monocytotropic to T-cell-tropic virus populations. J Virol 1992, 66:1354–1360

Spijderman I, de Wolf F, Langendam M, Schuitemaker H, Coutinho R. Emergence of syncytium-inducing HIV type 1 variants coincides with a progression to AIDS. J Infect Dis 1998, 178:397–403

Spira A, Marx P, Patterson B, et al. Cellular targets of infection and route of viral dissemination after an intravaginal inoculation of simian immunodeficiency virus into rhesus macaques. J Exp Med 1996, 183:215–225

Tersmette M, de Goede R, Al B, et al. Differential syncytium-inducing capacity of HIV isolates: frequent detection of syncytium-inducing isolates in patients with AIDS and AIDS-related complex. J Virol 1988, 62:2026–2032

Veaze R, DeMaria M, Chalifoux L, et al. Gastrointestinal tract as a major site of CD4R T cell depletion and viral replication in SIV infection. Science 1998, 280:427–431

Weiss RA, Clapham PR, McClure MO, et al. Human immunodeficiency viruses: neutralization and receptors. J Acquir Immune Defic Syndr 1988, 1:536–541

Weissenhorn W, Dessen A, Harrison SC, et al. Atomic structure of the ectodomain from HIV-1 gp41. Nature 1997, 387:426–430

Weissenhorn W,Carfi A, Lee KH, et al. Mol Cell 1998, 2:605–616

Wessenhorn W, Calder LJ, Dessen A, Laue T, Skehel JJ, Wiley DC. Assembly of a rod-shaped chimera of a trimeric GCN4 zipper and the HIV gp41 ectodomain expressed in Escherichia coli. Proc Natl Acad Sci USA 1997, 94:6065–6069

Wu L, Paxton WA, Kassam N, et al. CCR5 levels and expression pattern correlate with infectability by macrophage-tropic HIV-1, in vitro. J Exp Med 1997, 185:1681–1691

Wu L, Paxton WA, Kassam N, et al. Interaction of chemokine receptor CCR5 with its ligands: multiple domains for HIV-1 gp120 binding and a single domain for chemokine binding. J Exp Med 1997, 186:1373–1381

Wyatt R, Sodroski J. The HIV-1 envelope glycoproteins: fusogens, antigens, and immunogens«. Science 1998, 280: 1884–1888

Yachou A, Sekaly RP. Binding of soluble recombinant HIV envelope glycoprotein, rgp120, induces conformational changes in the cellular membrane-anchored CD4 molecule. Biochem Biophys Res Commun 1999, 265:428–433

Zhang L, He T, Talal A, Wang G, Frankel S, Ho D. In vivo distribution of the HIV/simian immunodeficiency virus coreceptors: CXCR4, CCR5, and CCR5. J Virol 1998, 72:5035–5045

Zhang Z, Schuler T, Zupancic M, et al. Sexual transmission and propagation of simian and HIV in two distinguishable populations of CD4R T cells. Science 1999, 286:1353–1357

Korezeptoren und Chemokine: Was tun sie eigentlich?

Jacob Nattermann

Einleitung

Als Chemokine werden chemotaktisch wirkende Zytokine bezeichnet, die von einer Vielzahl unterschiedlicher Zelltypen freigesetzt werden können (Mackay 2001). Chemokine können spezifische Leukozyten anlocken und aktivieren. Daher spielen sie eine wichtige Rolle für die Regulation einer gerichteten Leukozytenwanderung und der dadurch ausgelösten Entzündungsprozesse. Die Wanderung von Leukozyten zum Ort der Entzündung wird hierbei durch einen Chemokingradienten im Gewebe gesteuert (Chemotaxis). Weiterhin greifen Chemokine direkt in die Adhäsionsvorgänge am Endothel ein und fördern somit die transendotheliale Migration der Leukozyten (Haptotaxis). Zudem stimulieren manche Chemokine die Angiogenese oder Angiostase, wodurch ihnen möglicherweise eine weitere Rolle bei der Suppression von Tumorwachstum oder der Etablierung einer Entzündungsantwort zukommt (◘ Abb. 2.1). Momentan sind etwa 50 humane Chemokine und 20 Chemokinrezeptoren bekannt. Traditionell wurden Chemokine und Chemokinrezeptoren in vier Familien (CXC, CC, C and CX3C) eingeteilt.

Vor einigen Jahren wurde eine neue Nomenklatur eingeführt, nach der jeder Ligand und jeder Rezeptor durch die Zugehörigkeit zu einer Unterfamilie identifiziert und mit einer Nummer versehen wird (Murphy et al. 2000). So bezeichnet beispielsweise CCL5 ein Chemokin der CC-Unterfamilie mit der Nummer 5. Dieses spezielle Chemokin wurde früher als RANTES bezeichnet.

Trotz ihrer essentiellen Bedeutung für das Immunsystem sind Chemokine und Chemokinrezeptoren mit einer außergewöhnlichen Anzahl an Erkrankungen assoziiert (Gerard u. Rollins 2001). Hierzu zählen Autoimmunerkrankungen (Kunkel u. Godessart 2002), Krebs (Balkwill 2004), Lungenerkrankungen (Gerard u. Rollins 2001), Transplantabstoßung und Gefäßerkrankungen (Charo u. Taubman 2004). Zudem verwendet das humane Immundefizienzvirus (HIV) verschiedene Chemokinrezeptoren als Korezeptoren für den Eintritt in die Zelle (Lusso 2006; Suresh u. Wanchu 2006).

Chemokinrezeptoren als Korezeptoren für HIV

Die HIV-Hüllproteine gp120 und gp41 vermitteln die Bindung des Virus an die Oberfläche der Zielzelle durch eine hochaffine Interaktion mit CD4, dem primären Virusrezeptor. Die nachfolgende Interaktion mit den passenden Chemokinrezeptoren CCR5 oder CXCR4 leitet

2

dann eine Konformationsänderung der Hüllproteine ein, wodurch die Fusion von Virus- und Zellmembran ermöglicht wird (Wyatt u. Sodroski 1998). Verschiedene HIV-1-Isolate verwenden hierbei entweder CCR5 oder CXCR4 oder beide Chemokinrezeptoren als Korezeptoren (◗ Abb. 2.2 und 2.3). Daher werden Viren, die CXCR4 verwenden, als X4-Viren und CCR5 verwendende HIV-1-Isolate als R5-Viren bezeichnet. Viren, die beide Chemokinrezeptoren verwenden und früher den Terminus SI trugen, werden als X4 R5 bezeichnet (Berger et al.1998). Anhand transfizierter Zelllinien konnten weitere Chemokinrezeptoren wie CCR3, CCR2, CCR8, CCR9, STRL-33, Gpr 15, Gpr1, APJ, Chem R23 und CX3CR1 als mögliche weitere HIV-Korezeptoren identifiziert werden (Suresh u. Wanchu 2006). Trotz dieses breiten Spektrums potentieller Kofaktoren scheinen CCR5 und CXCR4 in vivo die relevantesten HIV-1-Korezeptoren zu sein. Beide Rezeptoren werden auf einer Vielzahl von Zellen und Geweben exprimiert, wobei die Expression auf einem spezifischen Zelltyp konstitutiv oder induzierbar sein kann. Zudem sind die natürlichen Liganden dieser Chemokinrezeptoren hierbei von Bedeutung, da sie mit dem Eintritt des Virus in die Zelle durch Blockierung der Bindung an den Rezeptor oder durch Herabregulierung des Rezeptors interferieren können. CCR5 bindet CCL5 (RANTES), CCL3 (MIP-1α) und CCL4 (MIP-1β), während CXCR4 an CXCL12 (SDF-1) bindet. CCR5-spezifische Chemokine können R5-HIV-1-Isolate blockieren, während CXCL12 primär X4-Isolate blockiert.

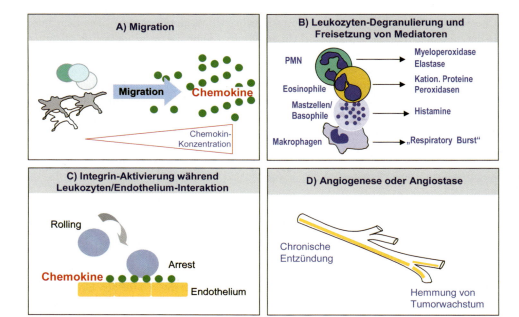

◗ **Abb. 2.1a–d.** Wichtige biologische Funktionen von Chemokinen/Chemokinrezeptoren. **a** Chemokine liefern direkte Signale für die Bewegung von Leukozyten. Hierbei erkennen wandernde Zellen Chemokingradienten und migrieren in Richtung steigender Konzentrationen. **b** Chemokine stimulieren die Degranulation von Leukozyten bzw. die Freisetzung von Entzündungsmediatoren. **c** Chemokine sind in den Signalweg der Integrinaktivierung im Rahmen der Leukozyten-Endothelzell-Interaktion beteiligt. **d** Einige Chemokine stimulieren zudem die Angiogenese bzw. Angiostase und spielen hierbei möglicherweise eine bedeutende Rolle im Rahmen chronischer Entzündungen oder bei der Hemmung von Tumorwachstum. (Nach Mackay et al. 2001)

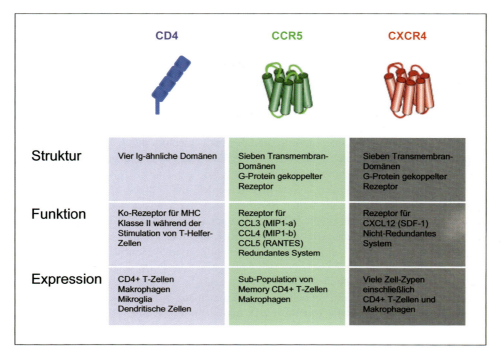

	CD4	CCR5	CXCR4
Struktur	Vier Ig-ähnliche Domänen	Sieben Transmembran-Domänen G-Protein gekoppelter Rezeptor	Sieben Transmembran-Domänen G-Protein gekoppelter Rezeptor
Funktion	Ko-Rezeptor für MHC Klasse II während der Stimulation von T-Helfer-Zellen	Rezeptor für CCL3 (MIP1-a) CCL4 (MIP1-b) CCL5 (RANTES) Redundantes System	Rezeptor für CXCL12 (SDF-1) Nicht-Redundantes System
Expression	CD4+ T-Zellen Makrophagen Mikroglia Dendritische Zellen	Sub-Population von Memory CD4+ T-Zellen Makrophagen	Viele Zell-Zypen einschließlich CD4+ T-Zellen und Makrophagen

◼ **Abb. 2.2.** HIV-Rezeptoren/Korezeporen. (Nach Esté et al. 2007)

Virus-Evolution

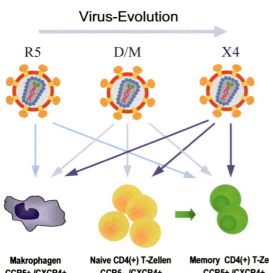

R5   D/M   X4

Makrophagen
CCR5+ /CXCR4+

Naive CD4(+) T-Zellen
CCR5- /CXCR4+

Memory CD4(+) T-Zellen
CCR5+ /CXCR4+

◼ **Abb. 2.3.** Zellulärer Tropismus. Die initiale Infektion erfolgt üblicherweise mit R5-tropen HIV-1-Stämmen, die primär Makrophagen, nicht jedoch naive CD4(+)-T-Zellen (CXCR4+/CCR5–) infizieren. Im Verlauf der Infektion können sich solche R5-Viren jedoch auch zu Viren mit dualem Tropismus (D), »gemischten« Populationen (M) oder X4-Viren verändern. Bei behandlungsnaiven Personen finden sich bei 12–19% eine duale oder gemischte Viruspopulation und weniger als 1% der Patienten sind mit X4-Stämmen infiziert. Bei Patienten mit Behandlung sind gemischte Viruspopulationen bzw. Viren mit dualem Tropismus in 22–48% nachweisbar und X4-trope Viren finden sich bei 2–4% der Personen

2

Chemokine und HIV-Pathogenese

Genetische oder immunologische Veränderungen, die einen Einfluss auf den Chemokinspiegel haben, beeinflussen potentiell auch die Empfänglichkeit für eine HIV-Infektion bzw. den Verlauf der Infektion. Die Hemmung des Eintritts von HIV in die Zelle durch Chemokine beruht hierbei auf zwei möglichen Mechanismen: einem sterischen Effekt durch kompetitive Blockade des Viruseintritts durch direkte Verbindung des Liganden mit seinem Rezeptor oder durch die Internalisierung des Rezeptors nach Chemokinbindung.

Alternativ könnte die Dimerisierung des Chemokinrezeptors durch Bindung von Chemokinen die Hemmung des HIV-Eintritts und der Virusreplikation bedingen (Este u. Telenti 2007; Garzino-Demo 2007; Suresh u. Wanchu 2006).

Anhand von In-vitro-Studien konnte gezeigt werden, dass höhere CD4-Zellzahlen und AIDS-freies Überleben mit einer hohen R5-Chemokinfreisetzung assoziiert sind (Cocchi et al. 2000; Garzino-Demo et al. 1999). Zudem konnte gezeigt werden, dass Zellen von Personen, die trotz Exposition gegenüber HIV seronegativ sind, signifikant höhere Spiegel an Chemokinen freisetzen als Zellen von seronegativen oder infizierten Personen (Garzino-Demo et al. 1999). Somit scheint die Freisetzung von Chemokinen eine sehr frühe Antwort auf die Exposition gegen HIV zu sein.

In anderen Studien konnte jedoch kein Zusammenhang zwischen der Produktion von Chemokinen und der Resistenz gegenüber HIV bzw. dem Verlauf einer HIV-Infektion nachgewiesen werden. Zudem scheinen CCL3/4/5 durch die Rekrutierung aktivierter Zielzellen die Replikation von HIV in Makrophagen und Monozyten möglicherweise zu steigern.

Andere Chemokine, die die HIV-Replikation beeinflussen, ohne jedoch am Eintritt des Virus in die Zelle beteiligt zu sein, sind IP-10/CXCL10 und MCP-1 (CCL1). Diese wurden in der Zerebrospinalflüssigkeit HIV-positiver Patienten nachgewiesen (Conant et al. 1998). Zudem wurden bei HIV-infizierten Personen erhöhte Spiegel von IL-8 detektiert (Narimatsu et al. 2005). Die exakte Rolle von Chemokinen in der Pathogenese der HIV-1-Infektion bleibt aktuell jedoch unklar, möglicherweise bedingt durch die Tatsache, dass verschiedene Chemokine unterschiedliche Effekte auf die Virusreplikation haben oder der Effekt durch virale Faktoren ausgeglichen wird. Es ist jedoch zu vermuten, dass die verstärkte Expression von Chemokinen durch Zellen des Immunsystems einen wichtigen lokalen und systemischen Einfluss auf die HIV-Pathogenese hat.

Polymorphismen von Chemokinen/Chemokinrezeptoren

CCR5-Genmutationen

Die Beobachtung, dass Chemokinrezeptoren von HIV als Korezeptoren für den Eintritt in die Zelle verwendet werden, hat zu der Entdeckung geführt, dass wirtsgenetische Faktoren die Empfänglichkeit gegenüber einer HIV-Infektion beziehungsweise die Progression der Infektion beeinflussen können.

In der frühen HIV-Infektion benutzen die meisten HIV-1-Isolate den CCR5-Rezeptor. Eine Deletion von 32 Basenpaaren innerhalb des CCR5-Gens (CCR5Δ32) führt hierbei zu einer Verschiebung des Leserahmens, wodurch es zur Bildung eines trunkierten, nichtfunktionellen Proteins kommt, das nicht an der Zelloberfläche exprimiert wird (Dean et al. 1996; Liu et al. 1996). In einer kaukasischen Bevölkerung liegt die CCR5Δ32-Allelfrequenz bei ca.

10–20% (Dean et al. 1996). Personen, die homozygot für diese Mutation sind, zeigen eine weitgehende Resistenz gegenüber einer HIV-1-Infektion (Dean et al. 1996; Liu et al. 1996), obwohl noch eine Infektion mit einem X4-Isolat möglich ist (Biti et al. 1997). In einigen Studien konnte zudem gezeigt werden, dass Heterozygosität für die CCR5Δ32-Mutation mit einer verzögerten Progression in Richtung AIDS assoziiert ist und signifikant häufiger bei so genannten »Long-term-Non-Progressoren« vorkommt (Dean et al. 1996; Liu et al. 1996).

Zudem wurde verschiedene Genpolymorphismen innerhalb der CCR5-Promotorregion identifiziert, die die Transmission von HIV oder das Fortschreiten der Erkrankung, möglicherweise durch Regulation der Expression von CCR5, beeinflussen (Ioannidis et al 1998; Martin et al. 1998).

SDF-1-3'α-Mutation

Ein weiteres genetisches Merkmal, das möglicherweise den Verlauf der HIV-Infektion und die Progression zu AIDS beeinflusst, betrifft CXCL12 (SDF-1). SDF-1 blockiert die Infektion mit X4-abhängigen HIV-1-Isolaten (Bleul et al. 1996). Innerhalb der untranslatierten Region des SDF-1-Gens kommt an Position 801 eine G/A-Transition (SDF-1-3'α-Mutation) vor. Dieser weltweit vorkommende Polymorphismus wurde bei SDF-1-3'α-homozygoten Personen mit einer verzögerten Progression in Richtung AIDS assoziiert, möglicherweise bedingt durch erhöhte SDF-1-Freisetzung (Winkler et al. 1998). Allerdings berichteten andere Studien über einen Zusammenhang zwischen Homozygosität für SDF-1-3'α und beschleunigtem Krankheitsverlauf oder fanden keine Assoziation.

Literatur

Balkwill F. Cancer and the chemokine network. Nat Rev Cancer 2004, 4:540–550

Berger EA, Doms RW, Fenyo EM, et al. A new classification for HIV-1. Nature 1998, 391: 240

Biti R, French R, Young J, et al. HIV-1 infection in an individual homozygous for the CCR5 deletion allele. Nat Med 1997, 3: 252–253

Bleul CC, Farzan M, Choe, et al. The lymphocyte chemoattractant SDF-1 is a ligand for LESTR/fusin and blocks HIV-1 entry. Nature 1996, 382:829–833

Charo IF, Taubman MB. Chemokines in the pathogenesis of vascular disease. Circ Res 2004, 95: 858–866

Cocchi F, DeVico AL, Yarchoan R, et al. Higher macrophage inflammatory protein (MIP)-1alpha and MIP-1beta levels from CD8+ T cells are associated with asymptomatic HIV-1 infection. Proc Natl Acad Sci USA 2000, 97:13812–13817

Conant K, Garzino-Demo A, Nath A, et al. Induction of monocyte chemoattractant protein-1 in HIV-1 Tat-stimulated astrocytes and elevation in AIDS dementia. Proc Natl Acad Sci USA 1998, 95:3117–3121

Dean M, Carrington M, Winkler C, et al. Genetic restriction of HIV-1 infection and progression to AIDS by a deletion allele of the CKR5 structural gene. Science 1996, 273:1856–1862

Este JA, Telenti A. HIV entry inhibitors. Lancet 2007, 370:81–88

Garzino-Demo A. Chemokines and defensins as HIV suppressive factors: an evolving story. Curr Pharm Des 2007, 13:163–172

Garzino-Demo A, Moss RB, Margolick JB, et al. Spontaneous and antigen-induced production of HIV-inhibitory beta-chemokines are associated with AIDS-free status. Proc Natl Acad Sci USA 1999, 96:11986–11991

Gerard C, Rollins BJ. Chemokines and disease. Nat Immunol 2001, 2:108–115

Ioannidis JP, O'Brien TR, Rosenberg PS, et al. Genetic effects on HIV disease progression. Nat Med 1998, 4:536

Kunkel SL, Godessart N. Chemokines in autoimmunity: from pathology to therapeutics. Autoimmun Rev 2002, 1:313–320

Liu R, Paxton WA, Choe S, et al. Homozygous defect in HIV-1 coreceptor accounts for resistance of some multiply-exposed individuals to HIV-1 infection. Cell 1996, 86:367–377

Lusso P. HIV and the chemokine system: 10 years later. EMBO J 2006, 25:447–456

Mackay CR. Chemokines: immunology's high impact factors. Nat Immunol 2001, 2:95–101

Martin MP, Dean M, Smith MW, et al. Genetic acceleration of AIDS progression by a promoter variant of CCR5. Science 1998, 282:1907–1911

Murphy PM, Baggiolini M, Charo IF, et al. International union of pharmacology. XXII. Nomenclature for chemokine receptors. Pharmacol Rev 2000, 52:145–176

Narimatsu R, Wolday D, Patterson BK. IL-8 increases transmission of HIV type 1 in cervical explant tissue. AIDS Res Hum Retroviruses 2005, 21:228–233

Suresh P, Wanchu A. Chemokines and chemokine receptors in HIV infection: role in pathogenesis and therapeutics. J Postgrad Med 2006, 52:210–217

Winkler C, Modi W, Smith MW, et al. Genetic restriction of AIDS pathogenesis by an SDF-1 chemokine gene variant. Science 1998, 279:389–393

Wyatt R, Sodroski J. The HIV-1 envelope glycoproteins: fusogens, antigens, and immunogens. Science 1998, 280:1884–1888

3

HIV-Immunologie: Gewinnt am Ende immer das Virus?

Georg Behrens

Primärinfektion und chronische Immunaktivierung

Die chronische Immunaktivierung ist eine charakteristische Eigenschaft der progressiven HIV-Erkrankung. Insbesondere die polyklonale B-Zell-Aktivierung war eine der ersten immunologischen Veränderungen, die bei HIV-Patienten diagnostiziert wurde. Später wurden vermehrter T-Zell-Umsatz, eine vermehrte Frequenz von T-Zellen mit aktiviertem Phänotyp und auch erhöhte Serumspiegel für proinflammatorische Zytokine und Chemokine festgestellt. Es ist bemerkenswert, dass der Grad an Immunaktivierung ein besserer Prädiktor für die Erkrankungsprogredienz ist, als die Virämie. War die Ursache für die Immunaktivierung bisher unklar, so haben wir in den letzten Jahren insbesondere neue Erkenntnisse über den zeitlichen Verlauf und die anatomische Lokalisation der pathogenetischen Ereignisse der HIV-Infektion gewonnen.

Die meisten CD4-T-Zellen befinden sich im mukosaassoziierten lymphatischen Gewebe, exprimieren vielfach CCR5 und werden als sog. Gedächtniszellen eingeordnet. Eine Reihe von Studien (Mehandru et al. 2004; Mattapallil et al. 2005) hat gezeigt, dass die massive Infektion und Depletion dieser CD4+-CCR5+-Gedächtniszellen eine zentrale Eigenschaft der SIV- und HIV-Infektion ist. In der Frühphase der SIV-Infektion können am Gipfel der Virusreplikation bis zu 60% der CD4-T-Zellen in der intestinalen Lamina propria Virus-RNA enthalten. Die meisten dieser Zellen sind bereits wenige Tage später durch direkte und indirekte Zerstörung endgültig verloren. Das Ausmaß der mukosalen CD4-T-Zell-Depletion im Rahmen der akuten pathogenen SIV-Infektion von Rhesusmakaken beeinflusst entscheidend die Progression zum Vollbild AIDS (Picker u. Watkins 2005). Die Krankheitsprogression hängt offensichtlich auch von der Fähigkeit ab, mit der der Pool dieser Memory-CD4-T-Lymphozyten im mukosaassoziierten lymphatischen Gewebe wieder hergestellt werden kann. Einige Forscher befürworten aufgrund dieser Daten eine frühe Therapieeinleitung im Rahmen einer akuten HIV-Infektion, um den Schaden am Immunsystem zu begrenzen (Mattapallil et al. 2006).

Der frühe Einschnitt in die Integrität der mukosalen Immunität führt über die Schädigung der intestinalen epithelialen Keimbesiedlung und ihrer antimikrobiellen Funktion zu einer systemischen Immunaktivierung in der chronischen Phase der HIV-Infektion. Sie kommt wahrscheinlich durch eine vermehrte Translokation von mikrobiellen Produkten aus dem Darmlumen in den systemischen Kreislauf zustande. Brenchley et al. (2006) beobachteten, dass chronisch infizierte HIV-Patienten und Patienten mit AIDS signifikant höhere Plasma-LPS-Spiegel hatten als nichtinfizierte Probanden. Die Quelle dieser Lipopolysaccharide im

Plasma sind wohl vor allem kommensale und pathogene Bakterien des Darms oder auch subklinische opportunistische Infektionen. In Tierversuchen konnten die Autoren bestätigen, dass über die antimikrobielle Beseitigung der Darmbakterien in Rhesusmakaken nach SIV-Infektion auch die LPS-Spiegel im Serum deutlich abfielen. Diese mikrobielle Translokation führt zu einer chronischen Aktivierung der unspezifischen und spezifischen Immunantwort, wie sich an Plasmaspiegeln für Interferon-α oder an den Aktivierungsmerkmalen von T-Zellen ablesen ließ. Die Autoren fanden darüber hinaus eine signifikante Korrelation zwischen den Plasma-LPS-Spiegeln bei Beginn einer antiretroviralen Therapie und dem Anstieg der CD4+ Helferzellen 48 Wochen später: Je höher die LPS-Spiegel, desto niedriger war der Anstieg der Helferzellen. Schließlich zeigten Patienten mit einer rascheren Progression der HIV-Infektion signifikant höhere Plasmaspiegel für mikrobielle Produkte im Vergleich zu seronegativen Kontrollpersonen oder HIV-Patienten, die die Infektion relativ gut kontrollieren konnten. Die Autoren kommen zu dem Schluss, dass die Prävention oder Reduktion der Virusvermehrung in der Darmmukosa ein neuer therapeutischer Ansatz ist, um die immunologische und epitheliale Integrität der mukosalen Barriere wieder herzustellen und den zellulären und molekularen Weg, über den mikrobielle Produkte eine systemische Immunaktivierung induzieren können, zu blockieren.

Die chronische Phase der HIV-Infektion dauert meist Jahre und ist charakterisiert durch einen langsamen, aber kontinuierlichen Abfall der CD4+ T-Helferzellzahlen im peripheren Blut, einer weitgehend konstanten Zahl infizierter CD4+ T-Lymphozyten und erhöhten Apoptoseraten von CD4+ und CD8+ T-Zellen. Besonders die vermehrte Apoptose wird als Ausdruck einer chronischen, generalisierten Immunaktivierung und als ursächlich für den Abfall der Helferzellen angesehen. Diese Immunaktivierung (durch HIV und opportunistische Infektionen) bietet neues Substrat für HIV und virusinduzierten Zelluntergang (Lore et al. 2005), konsumiert den Pool naiver und ruhender Gedächtniszellen bei gleichzeitiger Expansion kurzlebiger Effektor-T-Helferzellen und führt zu Störungen im Zellzyklus mit vermehrter aktivierungsinduzierter Apoptose (Derdeyn u. Silvestri 2005). Helferzellen sind offensichtlich besonders anfällig für diese Schädigungen. HIV kann infizierte Zellen direkt durch seine Hüllenproteine (env) oder durch Caspaseaktivierung (vpr) zerstören oder durch indirekte Effekte (z. B. Fas-Fas-Ligand) zwischen infizierten und nichtinfizierten Zellen Apopotose induzieren. Im Verlauf der unbehandelten HIV-Infektion ist parallel zum Abfall der CD4+ T-Zellen in der Regel ein Anstieg der Plasmavirämie zu beobachten. Im lymphatischen Gewebe entwickelt sich dabei als morphologisches Korrelat einer zunehmenden Immundefizienz an Stelle der follikulären Hyperplasie eine zunehmende Auflösung des FDC-Netzwerkes, eine progrediente Fibrose sowie ein vermindertes virales »Trapping«.

Lernen von den Ausnahmen: »long-term non-progressors« und »elite controllers«

Bei der überwiegenden Mehrzahl der HIV-Patienten kommt es zu einer dauerhaften Virusreplikation und progressiven Depletion von CD4+-Helferzellen. Ein kleiner Teil der Patienten (5–15%) bleibt jedoch klinisch und immunologisch stabil und lange Zeit ohne Zeichen der Krankheitsprogression. Diese sogenannten »long-term non-progressors« (LTNP) haben meist niedrige oder moderat erhöhte Virusmengen im Blut, die jedoch mit zunehmender Beobachtungsdauer oft ebenfalls progressiv ansteigen und von einem Verlust der Helferzellen begleitet sind. Nur sehr wenige HIV-Infizierte (<1%) haben einen positiven Antikörpertest und sind auch ohne antiretrovirale Therapie über einen langen Zeitraum in der Lage, die Virusreplikation unterhalb der Nachweisgrenze zu halten. Die Route der HIV-Infektion und auch Unterschiede des Geschlechts scheinen keine Rolle zu spielen, aber diese sogenannten »elite controllers« haben offensichtlich im Vergleich zu solchen Patienten, die eine virämische HIV-Infektion ausbilden, weniger häufig eine symptomatische Primärinfektion (Deeks u. Walker 2007). Die Gründe für diesen positiven Verlauf der HIV-Infektion sind nicht vollständig verstanden. Bei einigen wenigen Patienten sind es Deletionen des *nef*-Gens auf Seiten des Virus, die zu einer sehr niedrigen Viruslast über Jahre und Jahrzehnte beitragen. Es hat sich jedoch als schwierig erwiesen, replikationsfähiges Virus von Patienten, die die HIV-Vermehrung effektiv kontrollieren können, zu isolieren und zu charakterisieren. In den Studien, in denen dieses gelungen ist (Blankson et al. 2007), zeigte sich eine geringe genetische Diversität innerhalb des *env*-Gens, was auf eine sehr limitierte virale Replikation und Evolution über den gesamten Infektionsverlauf schließen lässt. Diese Daten werden als Argument herangezogen, dass nahezu ausschließlich wirtsspezifische Faktoren für die Kontrolle der HIV-Virusreplikation ausreichend sind. Hier könnten vor allem HLA-Klasse-I-Allele, besonders HLA-B-Allele, eine große Relevanz haben. So sind HLA-B5701 und HLA-B27 bei Patienten mit effektiver HIV-Kontrolle deutlich vermehrt zu finden. Diese Beobachtungen suggerieren eine bedeutende Rolle des adaptiven Immunsystems, denn diese HLA-Moleküle sind in der Erkennung virusinfizierter Zellen durch das Immunsystem involviert. Ob das HLA-B57-Allel jedoch direkt ursächlich ist, bleibt weiterhin unklar, denn das Auftreten von HLA-B5701-selektierten Escape-Mutationen ist nicht notwendigerweise mit einem Anstieg der Viruslast verbunden, und viele HLA-B57-positive Patienten mit hohen Viruslasten haben keinen Hinweis auf Fluchtmutationen des Virus, die der T-Zell-Antwort entgehen. Schließlich interagieren HLA-B57-Moleküle auch mit bestimmten »killer immunglobulin like receptors« (KIR), was einen genetischen Einfluss vermuten lässt, der durch die unspezifische Immunantwort vermittelt wird (Deeks u. Walker 2007). Zu den weiteren genetischen Faktoren, die die HIV-spezifische Immunantwort beeinflussen, gehören Polymorphismen in Chemokinrezeptorgenen (CCR5), die als wichtige Korezeptoren für den Eintritt von HIV in CD4-tragende Zellen verantwortlich sind. Diese Interaktionen sind jedoch wesentlich komplexer als initial vermutet, da auch weitere Chemokinrezeptoren und -Liganden wie MIP-1-alpha die Expression von CCR5 regulieren.

Die Bedeutung dendritischer Zellen

Antigenpräsentierende Zellen (APC), zu denen dendritische Zellen, Makrophagen und B-Lymphozyten gerechnet werden, stellen das »immunologische Fenster« zur Außenwelt dar. Dendritische Zellen (DC) gehören zu den potentesten Induktoren einer adaptiven Immunantwort. Vorläufer der DC wandern aus dem Knochenmark in periphere Gewebe und primäre lymphatische Organe, können dort lösliche und zelluläre Antigene aufnehmen und prozessieren und migrieren zu den sekundären lymphatischen Organen, wo sie antigenspezifische T-Zellen aktivieren. Aufgrund ihrer zentralen Rolle in der adaptiven Immunantwort gegen HIV sind sie Zielstrukturen für Vakzinestrategien, die HIV-spezifische T-Lymphozyten induzieren oder expandieren sollten. Alternativ wurden DC von Patienten direkt aufgereinigt, mit inaktiviertem, nichtinfektiösem HIV inkubiert und zur Vakzinierung verabreicht.

Die Stimulation von CD8+-T-Lymphozyten und Ausbildung von zytotoxischen T-Zellen (CTL) gelingt nach Präsentation eines antigenen Peptids im Zusammenhang mit HLA-Klasse-

I-Antigen. Werden DC mit Viren (z. B. Influenza) infiziert, so benutzen die Viren die zelleigene »Maschinerie«, um virale Proteine zu synthetisieren, die ebenso wie zelleigene Proteine durch Proteasomen in Peptide degradiert werden. Diese Peptide werden dann vom Zytosol ins endoplasmatische Retikulum transloziert und dort an HLA-Klasse-I-Moleküle gebunden. Die resultierenden Peptid-HLA-Klasse-I-Komplexe wandern dann an die Zelloberfläche. Neben diesem Weg wurde jedoch experimentell gezeigt, dass DC Antigene von nichtreplizierenden Viren ebenso effektiv präsentieren können, wie wenn sie selbst infiziert sind (Lu et al. 2004). Daneben können DC auch Antigene von absterbenden Zellen oder immunkomplexiertes Virus via HLA-Klasse I präsentieren. Diese Präsentation exogener Antigene via HLA-Klasse-I-Moleküle spielt bei der HIV-Infektion für die Entwicklung von CTL eine Rolle (Larsson et al. 2002).

Interaktion von dendritischen Zellen und T-Zellen

T-Lymphozyten werden als Effektoren der Immunantwort angesehen, ihre Funktion befindet sich unter der Kontrolle von DC. DC können in der Peripherie Antigen aufnehmen und prozessieren, exprimieren Moleküle, die Lymphozyten aktivieren und migrieren zu den lymphatischen Organen. DC haben eine enorme immunstimulatorische Potenz: Nur wenige DC und eine geringe Menge Antigen reichen aus, um eine potente T-Zell-Antwort zu induzieren. Die Expression von Adhäsionsmolekülen und Lektinen wie DC-SIGN oder Mannoserezeptor (CD206) fördert die Aggregation von DC mit T-Zellen, das Engagement des T-Zell-Rezeptors, die wechselseitige Infektion zwischen den Zellen und damit die Verbreitung des Virus im Körper. DC-SIGN ist ein Typ-C-Lektin und bindet Lentiviren wie HIV-1 und -2 sowie SIV über eine Interaktion von gp120 mit Karbohydraten (Wu u. Kewal-Ramani 2006). DC-SIGN ist in vivo nicht auf Langerhans-Zellen, sondern auf submukosalen und dermalen DC exprimiert. Das lässt vermuten, dass DC-SIGN neben CD4 und CCR5 bei der vertikalen und mukosalen Transmission von HIV von Bedeutung ist.

Das HLA-System und die Immunantwort gegen HIV

CD8+ T-Zellen erkennen Antigen im Zusammenhang mit HLA-Klasse-I-Antigenen auf antigenpräsentierenden Zellen, CD4+ T-Zellen benötigen das Antigen im Zusammenhang mit HLA-Klasse-II-Molekülen. Die Entwicklung einer spezifischen Immunantwort ist daher auch vom individuellen HLA-Muster abhängig: Antigenpräsentierende Zellen können HIV-Antigene über HLA-Klasse-I-Moleküle so präsentieren, dass CD8+ T-Lymphozyten optimal, eingeschränkt oder gar nicht aktiviert werden. In großen Patientenkohorten wurden HLA-Muster identifiziert, die mit einem günstigen oder ungünstigen Verlauf der Erkrankung assoziiert sind. Allein das HLA-Muster bedingt bei wahrscheinlich 40% aller Langzeitüberlebenden den günstigen Verlauf. So gilt eine Homozygotie für HLA Bw4 als protektiv. Studien haben gezeigt, dass das individuelle HLA-Muster die adaptive Immunantwort und die daraus resultierenden Virusmutationen entscheidend beeinflusst (Leslie et al. 2004; Friedrich et al. 2004). So »zwingen« die CTLs von z. B. Patienten mit HLA B57 und B58 die HI-Viren zu Mutationen im *gag*-Gen, die es dem Virus zwar ermöglichen, der Immunantwort zu entkommen, jedoch oft zum Preis einer beeinträchtigten Replikationsfähigkeit. Wenn ein so selektioniertes Virus ein Individuum mit einem anderen HLA-Muster infiziert, verändert es sich frühzeitig durch (Rück-)Mutation in der *gag*-Region, weil kein immunologischer Druck mehr besteht und das Virus somit wieder die volle Replikationsfähigkeit zu erlangen versucht. Bei einer Infektion von SIV, das Fluchtmutationen enthält, kommt es nach Infektion zwischen Tieren mit identischem MHC nur vorübergehend zu einer Virämie mit Wildtypviren, bevor sich unter der identischen CTL-Antwort im neuen Tier wieder die ursprünglichen CTL-Fluchtmutationen etablieren (Barouch et al. 2005). Gleiche HLA-Muster bei eineiigen Zwillingen wiederum führen, zumindest zu Beginn der Infektion, zu sehr ähnlichen CTL-Spezifitäten (Draenert et al. 2006). Seit 1997 ist bekannt, dass HIV-Patienten mit günstigem Langzeitverlauf HIV-spezifische CD4+ T-Zellen aufweisen (Rosenberg et al. 1997). Die Identifikation protektiver bzw. ungünstiger HLA-Klasse-II-Antigene ist noch weniger gut charakterisiert als für MHC-Klasse I. An Kohorten von vertikal infizierten Kindern und HIV-infizierten Erwachsenen zeigte sich ein protektiver Effekt von HLA DR13.

HIV-spezifische zelluläre Immunantwort

Zytotoxische T-Zellen (CTL) können virusinfizierte Zellen erkennen und eliminieren. Die bisherigen Erkenntnisse zur Rolle von CTL bei der HIV-Infektion zeigen deutlich, dass besonders gag-spezifische CTL für den Verlauf der Erkrankung eine Rolle spielen. Im Gegensatz zu neutralisierenden Antikörpern hat die zelluläre Immunität gegen HIV offensichtlich eine große Bedeutung für die Beseitigung von HIV. So können CD8+ T-Zellen von infizierten Patienten über direkte Zytotoxizität oder die Produktion löslicher antiviraler Mediatoren die Replikation von HIV in autologen CD4+ T-Zellen inhibieren. Die frühe Kontrolle von HIV in akut infizierten Menschen ist zeitlich mit dem Auftreten von virusspezifischen CD8+ zytotoxischen T-Lymphozyten assoziiert und eine hohe Frequenz dieser CTL ist auch mit einem guten klinischen Status in chronisch infizierten Patienten verbunden. Affen, die nach einer Depletion über Antikörper keine CD8+ T-Zellen mehr haben, sind nicht in der Lage, die Infektion mit SIV in der Frühphase der Infektion zu kontrollieren und werden deutlich schneller krank. Auch bei effektiver CTL-Antwort kann es unter der Replikation von HIV zu Escape-Mutanten kommen, die der immunologischen Kontrolle entgehen, und das Auftreten solcher HIV-Varianten ist oft mit einem temporären und drastischen Anstieg der Virusreplikation sowie klinischer Verschlechterung assoziiert. Diese Daten suggerieren, dass eine effektive HIV-Impfung zu einer ausgeprägten und effektiven zellulären Immunantwort führen sollte.

Der Nachweis einer CTL-Antwort korreliert auch während Therapiepausen mit der Suppression der Plasmavirämie. Noch unklar ist, warum diese temporär effektive CTL-Antwort im Verlauf der Erkrankung nachlässt. Mehrere Gründe sind denkbar: Durch die Bildung von »Escape«-Mutanten wird die Erkennung durch CTL unmöglich. Das *Nef*-Protein kann seinerseits HLA-Klasse-I-Antigene herunterregulieren und somit ebenfalls ein Erkennen verhindern. CD8+ T-Zellen können auch von HIV infiziert werden, was eventuell einige dieser Beobachtungen erklären könnte. Schließlich wurde gezeigt, dass während der HIV-Infektion die spezifischen CTL vermehrt PD-1 exprimieren. Dieses Molekül führt nach Interaktion mit seinem Partner PD-1-Ligand auf DC zu einer Dysfunktion der CTL. Die Blockade dieser Wechselwirkung durch z. B. einen Antikörper verbesserte die CTL-Funktion der HIV-Patienten: Proliferation, Zytokinproduktion und Zytotoxizität stiegen wieder an (Trautmann 2006).

CTL sind bei ihrer Proliferation und Aktivierung oft auf die Hilfe von CD4+ T-Zellen angewiesen. Rosenberg et al. (1997) wiesen erstmals auf die Bedeutung HIV-spezifischer CD4+ T-Zellen hin und zeigten, dass eine HAART in der Frühphase der HIV-Infektion mit der Persistenz HIV-spezifischer CD4-T-Zellantworten assoziiert ist. Die HIV-spezifischen CD4+ T-Lymphozyten sind vorwiegend gegen Epitope aus *Gag* und *Nef* gerichtet (Kaufmann et al. 2004). Berücksichtigt man, dass HIV-spezifische T-Zellen zu den ersten CD4+ T-Zellen gehören, die nach Eindringen von HIV in den Organismus aktiviert werden, so muss davon ausgegangen werden, dass sie andererseits auch selber bevorzugt infiziert werden könnten (Douek et al. 2002). Somit ist aktuell unklar, ob der häufig zu beobachtende Verlust von HIV-spezifischer CTL-Aktivität einen intrinsischen Defekt der CTL widerspiegelt oder aber sekundär einen Verlust von HIV-spezifischen CD4+ T-Zellen reflektiert.

HIV-spezifische CD8+ T-Zellen sind wahrscheinlich dominierende Faktoren für die Kontrolle der HIV-Infektion, obwohl die spezifischen Mechanismen hierfür noch nicht definiert sind. Vergleicht man LTNP mit Patienten, die einen raschen Krankheitsverlauf aufweisen, so findet sich bei den LTNP eine hohe Zahl von HIV-spezifischen Vorläufer-CTL mit breiter Spezifität gegen verschiedenste Virusproteine. Eine HIV-spezifische CTL-Antwort wurde auch bei HIV-exponierten, aber seronegativen Personen beobachtet: *Nef*-spezifische CTL konnten bei seronegativen heterosexuellen Partnern von HIV-1-infizierten Individuen, *Env*-spezifische CTL bei seronegativen Krankenschwestern nach Nadelstichverletzungen nachgewiesen werden. Leider wurde aber auch gezeigt, dass bei Patienten trotz guter CTL-Antwort Superinfektionen mit einem anderen HIV-Isolat möglich sind, obwohl sich die viralen Epitope, gegen die die CTL-Antwort in vitro gemessen werden konnte, nur geringfügig zwischen beiden Isolaten unterschieden (Altfeld et al. 2002).

Obwohl die Korrelation zwischen der Anzahl der HIV-spezifischen CD8+ T-Zellen und der virologischen Kontrolle der HIV-Infektion unklar ist, ist die Funktion und Effektivität dieser Zellen bei LTNP deutlich höher. Das beinhaltet das Vermögen der Zellen zu proliferieren, Perforin zu bilden und verschiedene Zytokine, wie z. B. Interferon-γ, MIP-1-β, TNF-α und IL-2, freizusetzen. Die CD8+ T-Zellen von Patienten, die die HIV-Infektion effektiv kontrollieren können, sind auch in der Zellkultur effektiv in der Lage, die Vermehrung von HIV in infizierten autologen CD4 T-Zellen zu unterdrücken. Diese erhöhte antivirale CD8-T-Zell-Aktivität kann dadurch verursacht sein, dass bestimmte HIV-Peptide auf HLA-Molekülen, wie z. B. B57, besonders gut präsentiert werden können. Auch scheinen diese Moleküle vorwiegend hoch konservierte Proteine von HIV zu präsentieren. Die Höhe der Plasmavirämie in chronisch infizierten Patienten ist umgekehrt assoziiert mit der Breite der Gag-spezifischen Immunantwort und direkt assoziiert mit der Breite für *Env*-spezifische Immunität. Diese umgekehrten Assoziationen für die virale Kontrolle können durch den unterschiedlichen Einfluss der selektionierten Mutationen auf die virale Fitness erklärt werden. Mutationen im Gag-Protein haben vielleicht eine höhere Wahrscheinlichkeit, zu einer reduzierten viralen Fitness zu führen, hingegen Mutationen in den hoch variablen Envelopproteinen die virale Fitness vielleicht weniger beeinflussen. Weitere Beobachtungen bestätigen, dass HIV nur eingeschränkt durch Mutationen in hoch konservierten und funktionell wichtigen Genbereichen dem Selektionsdruck entkommen kann. Vakzinstrategien, die auf diese Genabschnitte bzw. Proteine abzielen, würden es dem Virus also erschweren, dem immunologischen Druck durch Mutationen zu entkommen, ohne eine deutliche Einschränkung der viralen Replikationsfähigkeit zu erleiden (Deeks u. Walker 2007). Vielleicht sind die unterschiedlichen Immunantworten gegen *Gag* und *Env* auch durch die unterschiedliche Antigenpräsentationskinetik dieser Proteine bzw. Epitope determiniert. Zusammengenommen zeigen diese Studien, dass HIV-spezifische CD8+ T-Zellen in einigen Patienten zu einer effektiven Inhibition der Virusreplikation beitragen. Es bleibt jedoch unklar, ob diese Immunantwort ausreichend oder überhaupt erforderlich ist. Viele Patienten, die HIV kontrollieren können, haben keine protektiven HLA-

Allele oder ausgesprochen potente HIV-spezifische T-Zell-Antworten. Auch kann anhaltende Viruskontrolle bei Infektionen mit Viren beobachtet werden, die durch Mutationen zu einer ausgeprägten Resistenz gegen T-Zell-spezifische Immunantworten charakterisiert sind.

HIV-spezifische CD4+ Helferzellen: Th1/Th2-Immunantwort

Je nach dem Sekretionsmuster von Zytokinen können Th1- und Th2-Antworten unterschieden werden. Th1-CD4+ T-Lymphozyten sezernieren vornehmlich Interleukin-2 (IL-2) und Interferon-γ und damit Zytokine, die die zelluläre Effektorfunktionen des Immunsystems (CTL, NK-Zellen, Makrophagen) unterstützen. Th2-Zellen produzieren vor allem IL-4, IL-10, IL-5 und IL-6, also Zytokine, die eher eine humorale Immunantwort begünstigen. Es wird diskutiert, ob eine HIV-spezifische Th1-Antwort als protektiv angesehen sollte, da Th1-Zytokine für die Ausbildung einer CTL-Antwort wesentlich sind. Andere Forscher wiederum glauben, dass besonders neutralisierende Antikörper protektiv gegen HIV sind, da sie freie Viren bei einer Neuinfektion attackieren können, während CTLs gegen bereits infizierte Zellen aktiv sind (Pantaleo 2004). Untersuchungen an HIV-exponierten, nichtinfizierten Personen haben gezeigt, dass Zellen dieser Menschen nach in-vitro-Stimulation mit Env-Antigenen (gp120/ gp160) und Peptiden IL-2 sezernieren, nicht aber nichtexponierte Kontrollpersonen. Auch Untersuchungen an medizinischem Personal nach Nadelstichverletzungen und an Neugeborenen HIV-infizierter Mütter legen nahe, dass eine HIV-spezifische Th1-Antwort Ausdruck einer protektiven Immunantwort sein kann.

Tierversuche haben gezeigt, dass für die Aufrechterhaltung einer effektiven CD4-T-Zell-Antwort zur Kontrolle der Virusreplikation auch eine funktionelle antigenspezifische CD4-T-Zell-Antwort erforderlich ist. In kleineren Kohortenstudien über Patienten mit kontrollierter HIV-Infektion war die Anzahl funktioneller HIV-spezifischer CD4+ Helferzellen, die IFN-γ und IL-2 exprimierten, die einzige Immunantwort, die mit der Viruskontrolle korrelierte. Darüber hinaus sind inhibitorische Moleküle auf CD4-T-Zellen, wie z. B. CTLA-4, auf den HIV-spezifischen CD4-T-Zellen von allen infizierten Patienten aufreguliert, nicht jedoch auf Patienten, die HIV effektiv kontrollieren können (Deeks u. Walker 2007; Kaufmann et al. 2007). Die Expression von CTLA-4 geht mit einer reduzierten Kapazität der CD4+ T-Zellen zur Proliferation nach Stimulation mit p24-Antigen einher. Diese Funktion ist jedoch bei den meisten LTNP erhalten. Andererseits hat eine signifikante Anzahl von HIV-Patienten mit kontrollierter HIV-Infektion (ca. 50%) keine über Zytokinproduktion messbare HIV-spezifische CD4-T-Zell-Antwort.

HIV-spezifische humorale Immunantwort

Die Kinetik der HIV-Infektion und Replikation ist durch einen raschen Anstieg der Virusreplikation innerhalb der ersten Woche nach Infektion gekennzeichnet. Diese frühe und intensive virale Replikation endet meist abrupt durch die aufkommende virusspezifische Immunantwort und wahrscheinlich durch die Zerstörung der Zielzellen für HIV. Antivirale Antikörper haben offensichtlich keine zentrale Rolle in der Kontrolle und der Ausbreitung von HIV in der primären oder chronischen Infektion. Hierfür sprechen folgende Beobachtungen: Obwohl neutralisierende Antikörper in infizierten Personen zu beobachten sind, ist diese Immunantwort oft schwach und findet ihr Maximum meist erst spät nach der frühen

Kontrolle von HIV-Replikation im Rahmen der Primärinfektion. In Affen führte die Depletion von B-Zellen vor der Infektion mit SIV zudem zu keinen Unterschieden im Vergleich zur normalen Virusbeseitigung in der Frühphase der Infektion (Letvin et al. 2006). Experimente von Wei et al. (2003) haben gezeigt, dass der immunologische Druck durch die Antikörper zu einer Selektion von HIV-Mutanten führt, die weniger oder nicht mehr durch Antikörperneutralisation unschädlich gemacht werden können. Das bedeutet, dass die Diversität der viralen Mutanten durch die HIV-Replikation größer wird und dass die Viren durch diese Replikation den Vorteil gewinnen, nicht mehr durch zirkulierende Antikörper neutralisiert zu werden. Dieser Effekt scheint jedoch nicht mit einer klinischen Verschlechterung der Erkrankung einherzugehen.

Neutralisierende Antikörper sind jedoch nicht ohne jede Wirkung. Im Affenmodell kann die Injektion eines Cocktails verschiedener neutralisierender Antikörper eine mukosale SIV-Infektion verhindern (Letvin et al. 2006). Solche Antikörper scheinen in der sehr frühen Phase der HIV-Infektion besonders effektiv. Dies legt die Vermutung nahe, dass für eine primäre Vakzine gegen HIV eine humorale Immunantwort von Vorteil sein kann. Ein verlangsamter Krankheitsverlauf korrelierte mit dem hochtitrigen Nachweis von p24-spezifischen Antikörpern und der Persistenz neutralisierender Antikörper insbesondere gegen primäre HIV-Isolate und autologes Virus. LTNP haben häufig neutralisierende Antikörper gegen eine Vielzahl von Primärisolaten und eine Persistenz von Antikörpern gegen die eigenen Viren. Ob der Erhalt von neutralisierenden Antikörpern aber die Ursache der Protektion oder lediglich Ausdruck eines noch relativ intakten Immunsystems ist, ist unklar. Exponierte, aber nichtinfizierte Personen haben möglicherweise eine lokale (mukosale IgA-Antikörper gegen HIV) oder eine temporäre Antikörperbildung, die ursächlich an der Protektion beteiligt ist, sich jedoch systemischen Messungen entzieht. Therapeutisch wurde vor einigen Jahren vergeblich versucht, Patienten mit weit fortgeschrittener HIV-Infektion mit angereichertem Plasma HIV-infizierter Patienten aus frühen Stadien zu behandeln. Erfolgreicher, aber noch nicht zufriedenstellend, verliefen Versuche mit passiver Immunisierung durch neutralisierende Antikörper bekannter Spezifität. Bei einigen akut oder chronisch HIV-infizierten Patienten ließ sich die Viruslast nach Absetzen der antiretroviralen Therapie zumindest vorübergehend kontrollieren (Trkola et al. 2005). Die Mechanismen, wie neutralisierende Antikörper eine effektive Protektion gegen HIV hervorrufen, sind jedoch nicht vollständig verstanden. Jüngste Studien haben gezeigt, dass die antivirale Aktivität und der Schutz von Makaken gegen SIV deutlich reduziert sind, wenn bestimmte neutralisierende Antikörper nicht an entsprechende Fc-Rezeptoren binden können. Der Verlust der Komplementbindungsaktivität hatte keinen Einfluss. Diese in-vivo-Beobachtungen erklärten die Autoren mit Hilfe von in-vitro-Assays, die eine Interaktion der neutralisierenden Antikörper mit Fc-Rezeptor-tragenden Effektorzellen, wie z. B. NK-Zellen, als wichtige Voraussetzung für die Virusneutralisation zeigten (Hessell et al. 2007). Andere Studien sprechen dafür, dass neutralisierende Antikörper gezielt gegen den Bereich von gp120 gerichtet sind, der mit CD4 auf T-Lymphozyten interagiert (Huang et al. 2007).

Unspezifische Immunität

Noch bevor es im Rahmen der akuten HIV-Infektion zu einem exzessiven Verlust der CD4-Helferzellpopulationen im Darmbereich kommt, spielen Abwehrmechanismen des unspezifischen Immunsystems vielleicht eine bedeutende Rolle. »Killer cell immunoglobulin like receptors« (KIR) sind Liganden von HLA-Klasse-I-Molekülen und können als stimulierende bzw. inhibierende Rezeptoren die Funktion von NK-Zellen kontrollieren. NK-Zellen (v. a. CD16+CD56dim) können durch KIR z. B. virusinfizierte Zellen oder Tumorzellen mit niedriger HLA-Klasse-I-Expression identifizieren und diese Zellen durch zytotoxische Effekte zerstören. Wie wichtig dieser Faktor bei der Abwehr der HIV-Infektion ist, konnte bisher nicht sicher definiert werden (Fauci et al. 2005). Eine kleinere Population von NK-Zellen (CD16-CD56bright) erfüllt eher regulatorische Funktionen. Diese Zellen sezernieren CC-Chemokine wie CCL3, CCL4, CCL5, die evtl. die Infektion von Zellen durch HIV inhibieren. Das Vorliegen von KIR-Polymorphismen (z. B. KIR3DS1-Allel) im Kontext mit bestimmten HLA-Antigenen korreliert sehr gut mit einem günstigen bzw. weniger raschen Krankheitsverlauf (Martin et al. 2002, 2007). Der Rezeptor KIR3DS1 ist ein inhibierender Rezeptor für NK-Zellen, der vermutlich an Moleküle der HLA-B57-Familie bindet. Durch diese Interaktion werden NK-Zellen in ihrer Funktion blockiert. Es ist vorstellbar, dass es durch die HIV-Infektion zu einer Herabregulation von HLA-B57 kommt, was dann zu einer vermehrten Lyse von HIV-infizierten Zellen durch NK-Zellen führen könnte. Dieser Mechanismus wäre auch eine Erklärung dafür, warum Personen mit HLA-B57 eine weniger symptomatische akute HIV-Infektion haben, da die NK-Zellen die initiale Virämie besser kontrollieren und damit zu einer Protektion der gewebsständigen CD4+ T-Zellen beitragen könnten. Diese Hypothesen müssen jedoch noch in funktionellen Untersuchungen bestätigt werden. Weitere Hinweise auf die Rolle der unspezifischen Immunität ergeben sich durch die Beobachtung, dass Polymorphismen in den Toll-like-Rezeptor-9-Genen einen Einfluss auf die Erkrankungsdynamik der HIV-Infektion haben können. Die HIV-Infektion selbst führt in NK-Zellen zu einer Beeinträchtigung der antikörperabhängigen Zytotoxizität, einer reduzierten direkten zytolytischen Aktivität, zu Veränderungen im Expressionsmuster von KIR und dem Verlust von NK-Zellen. Darüber hinaus sind niedrige NK-Zellzahlen eventuell mit einer rascheren Krankheitsprogression ohne HIV-Therapie assoziiert.

Eine Vakzine gegen HIV: Mit dem Wissen wächst der Zweifel

Bei der Entwicklung von neuen Vakzinestrategien zur Prävention von Infektionen durch HIV müssen einige Besonderheiten und individuelle Charakteristika der HIV-Übertragung und Replikation berücksichtigt werden. HIV wird über sexuelle Kontakte und hämatogene Übertragung durch kontaminierte Nadeln oder Blutprodukte übertragen. Das Virus kann also durch Überschreiten der mukosalen Barriere oder durch direkten Eintritt in T-Zellen oder Monozyten/Makrophagen im peripheren Blut infizieren. Deshalb erscheint es erforderlich, dass eine Vakzine sowohl eine mukosale als auch eine systemische Immunantwort induzieren muss, um gegen die Infektion zu schützen. Da sich HIV sowohl als freies Virus als auch als zellassoziiertes Virus verbreiten kann, müssen die Immunmechanismen sowohl auf extrazelluläre als auch auf intrazelluläre Viruspartikel einwirken. Kurz gesagt: Zum Schutz vor einer Infektion ist eine humorale und zelluläre Immunantwort erforderlich. Darüber hinaus entsteht durch viele genetische Variationen bei jeder Virusreplikation eine signifikante Menge von so genannten Quasispezies von Viren mit heterogenem Antigenmuster. Strategien zur Entwicklung effektiver Vakzine müssen also diese Veränderungen und auch die antigene Variabilität unterschiedlicher HIV-Gruppen mit ihren internationalen geographischen Verteilungsmustern berücksichtigen.

Tierexperimentelle Untersuchungen legen nahe, dass protektive Immunmechanismen induziert werden können. In Primaten können Immunogene, die eine CD8-Antwort induzieren, den Verlauf der SIV-Infektion abmildern. Umgekehrt ist eine experimentell induzierte Depletion von CD8+ T-Zellen durch monoklonale Antikörper bei infizierten Primaten von einem raschen Anstieg der Plasmavirämie begleitet. Immunogene, die in Primaten neutralisierende Antikörper induzieren, können eine Infektion mit einem homologen Virus verhindern. Ebenso kann der passive Transfer neutralisierender Antikörper sowohl im Primatenmodell als auch in der humanen SCID-Maus eine Neuinfektion mit einem homologen Virus verhindern. Andererseits könnte die Stimulation von HIV-spezifischen CD4+ T-Lymphozyten, die sowohl B-Zell- als auch CTL-Antworten unterstützen würden, ein bevorzugtes Ziel und Substrat für HIV in der frühen Infektionsphase darstellen und damit der Virusreplikation Vorschub leisten.

Das Spektrum der Vakzinestrategien gegen HIV reicht von der Verwendung von HIV-Peptiden, nackter DNA, Lebendvektoren, Proteinen, Pseudovirionen, bakteriellen oder viralen Vektoren hin bis zum möglichen Einsatz von modifizierten HIV-Isolaten (Johnston u. Fauci 2007; Letvin 2006). Verschiedene therapeutische Vakzinestrategien wurden bislang zumeist an Rhesusaffen mit dem Ziel getestet, eine SIV-spezifische CTL-Antwort zu induzieren. Therapeutische Impfungen, die einen günstigen Einfluss auf eine bestehende oder erworbene HIV-Infektion haben, stehen mehr im Mittelpunkt der Forschung als eine Immunisierung, die eine HIV-Infektion komplett verhindern kann. Die fehlende Wirksamkeit einiger Vakzinekandidaten, die Infektion mit HIV von Menschen zu verhindern versucht, und der resultierende Abbruch großer internationaler Studien wie der Adenovirus-basierten HIV-Vakzinestudie von Merck und dem »HIV Vaccine Trials Network« haben in diesem Jahr zu schweren Enttäuschungen in der HIV-Impfstoffentwicklung geführt. Vielversprechende Ergebnisse von anderen sehr aufwendigen Studien berichteten Lu und Mitarbeiter (2003), die SIV-infizierte Rhesusaffen mit autologen dendritischen Zellen, beladen mit inaktiviertem SIV, impften. Die geimpften Affen zeigten im Vergleich zu den Kontrolltieren einen dramatischen Abfall der Viruslast und die Entwicklung SIV-spezifischer zellulärer und humoraler Immunantworten. Mit einer ähnlichen Impfstrategie konnten bei Patienten HIV-spezifische CD4+ T-Zellen, die Interferon-γ und/oder Interleukin-2 produzieren, sowie Gag-spezifische CD8+ T-Zellen festgestellt werden.

Obwohl die zytotoxische T-Zell-Antwort für den Verlauf der HIV-Infektion von entscheidender Bedeutung ist, gibt es bislang keine Hinweise dafür, dass sie auch primär protektiv sein kann. So berichteten Altfeld et al. (2002) über einen HIV-infizierten Patienten, der im Rahmen seiner Primärinfektion mit HAART behandelt wurde und nach erfolgreicher Virussuppression im weiteren Verlauf strukturierte Therapiepausen einlegte. Parallel dazu entwickelte sich eine deutliche CTL-Antwort, die jedoch eine Superinfektion mit einem zweiten Subtyp-B-Isolat trotz Vorliegen kreuzreagierender CTL-Epitope nicht verhindern konnte.

Ein Problem bei der Entwicklung einer protektiven humoralen Immunantwort liegt darin, dass viele neutralisierende Antikörper keine oder nur eine begrenzte Neutralisation von Primärisolaten zeigen. Die Entwicklung von Mutationen kann ebenfalls mit der Funktion neutralisierender Antikörper oder der Erkennung durch CD8+ CTL interferieren. Ein weiteres Problem stellt die hohe Variabilität des Hüllproteins gp120 dar. Überdies kann eine ausgeprägte Glykosylierung oder nur vorübergehende Zugänglichkeit von strukturellen Domänen die Erkennung immunodominanter Peptidstrukturen erschweren (Chen et al. 2005; Derdeyn et al. 2005). Schließlich konnte gezeigt werden, dass einige effektiv neutralisierende Antiköper mit Autoantigenen reagieren. Deshalb ist zu befürchten, dass die Induktion solcher Antikörper Toleranzmechanismen überwinden muss und so eine besondere Herausforderung darstellen könnte (Deeks u. Walker 2007).

Neben dem Ringen um die besten Vakzinierungstrategien entwickeln sich auch die technischen Analyseverfahren zur Beurteilung eines Impferfolges oder einer Immunantwort. Es sind jedoch weitere Studien erforderlich, um zu zeigen, in welchem Maß labortechnisch erhobene Befunde wie Zellproliferation, intrazelluläre Zytokinproduktion und andere Effektormechanismen von T-Lymphozyten miteinander korrelieren und welche Ergebnisse eine protektive oder krankheitsverlangsamende Immunantwort tatsächlich anzeigen. Die komplexen, sich ständig entwickelnden und kostspieligen Analysen werden damit zu einem wesentlichen Faktor in der Planung, Durchführung und Auswertung internationaler Studien zur HIV-Vakzineentwicklung. Dies sollte uns jedoch nicht daran hindern, trotz aller Rückschläge an die positiven Forschungsergebnisse der letzten Jahre anzuknüpfen, die uns ein sehr viel besseres Verständnis der HIV-Immunologie gebracht haben. Denn der Entwicklung einer effektiven Impfung gegen HIV steht auf lange Sicht keine therapeutische Alternative gegenüber.

Literatur

Altfeld M, Allen TM, Yu XG, et al. HIV-1 superinfection despite broad CD8+ T-cell responses containing replication of the primary virus. Nature 2002; 420:434–439

Barouch DH, Powers J, Truitt DM, et al. Dynamic immune responses maintain cytotoxic T lymphocyte epitope mutations in transmitted simian immunodeficiency virus variants. Nat Immunol 2005; 6:247–252

Blankson JN, Bailey JR, Thayil S, Yang HC, Lassen K, Lai J, Gandhi SK, Siliciano JD, Williams TM, Siliciano RF. Isolation and characterization of replication-competent human immunodeficiency virus type 1 from a subset of elite suppressors. J Virol 2007; 81:2508–2518

Brenchley JM, Price DA, Schacker TW, et al. Microbial translocation is a cause of systemic immune activation in chronic HIV infection. Nat Med 2006; 12:1365–1371

Chen B, Vogan EM, Gong H, Skehel JJ, Wiley DC, Harrison SC. Structure of an unliganded simian immunodeficiency virus gp120 core. Nature 2005; 433:834–841

Deeks SG, Walker BD. Human immunodeficiency virus controller: mechanisms of durable virus control in the absence of antiviral therapy. Immunity 2007; 27: 406–416

Derdeyn CA, Silvestri G. Viral and host factors in the pathogenesis of HIV infection. Curr Opin Immunol 2005; 17:366–373

Douek DC, Brenchley JM, Betts MR et al. HIV preferentially infects HIV-specific CD4+ T cells. Nature 2002; 417: 95–98

Draenert R, Allen TM, Liu Y, et al. Constraints on HIV-1 evolution and immunodominance revealed in monozygotic adult twins infected with the same virus. J Exp Med 2006; 203:529–539

Fauci AS, Mavilio D, Kottilil S. NK cells in HIV infection: Paradigm for protection or targets for ambush. Nat Rev Immunol 2005; 5: 835–843

Friedrich TC, Dodds EJ, Yant LJ, et al. Reversion of CTL escape-variant immunodeficiency viruses in vivo. Nat Med 2004; 10:275–281

Hessell AJ, Hangartner L, Hunter M, et al. Fc receptor but not complement binding is important in antibody protection against HIV. Nature. 2007; 449:101–104

Huang CC, Lam SN, Acharya P et al. Structures of the CCR5 N terminus and of a tyrosine-sulfated antibody with HIV-1 gp120 and CD4. Science 2007; 317:1930–1934

Johnston MI, Fauci AS. An HIV vaccine – evolving concepts. N Engl J Med. 2007; 356:2073–2081

Kaufmann DE, Bailey PM, Sidney J, et al. Comprehensive analysis of human immunodeficiency virus type 1-specific CD4 responses reveals marked immunodominance of gag and nef and the presence of broadly recognized peptides. J Virol 2004; 78: 4463–4477

Kaufmann DE, Kavanagh DG, Pereyra F, et al. Upregulation of CTLA-4 by HIV-specific CD4(+) T cells correlates with disease progression and defines a reversible immune dysfunction. Nat Immunol 2007; 8:1246–1254

Larsson M, Fonteneau JF, Lirvall M, Haslett P, Lifson JD, Bhardwaj N. Activation of HIV-1 specific CD4 and CD8 T cells by human dendritic cells: roles for cross-presentation and non-infectious HIV-1 virus. AIDS 2002; 16:1319–1329

Leslie AJ, Pfafferott KJ, Chetty P, et al. HIV evolution: CTL escape mutation and reversion after transmission. Nat Med 2004; 10:282–289

Letvin NL. Progress and obstacles in the development of an AIDS vaccine. Nat Rev Immunol 2006; 6:930–939

Loré K, Smed-Sörensen A, Vasudevan J, Mascola JR, Koup RA. Myeloid and plasmacytoid dendritic cells transfer HIV-1 preferentially to antigen-specific CD4+ T cells. J Exp Med 2005; 201:2023–2033

Lu W, Arraes LC, Ferreira WT, Andrieu JM. Therapeutic dendritic-cell vaccine for chronic HIV-1 infection. Nat Med 2004; 10:1359–1365

Martin MP, Gao X, Lee JH, et al. Epistatic interaction between KIR3DS1 and HLA-B delays the progression to AIDS. Nat Genet 2002; 31:429–434

Martin MP, Qi Y, Gao X, et al. Innate partnership of HLA-B and KIR3DL1 subtypes against HIV-1. Nat Genet 2007; 39:733–740

Mattapallil JJ, Douek DC, Buckler-White A, et al. Vaccination preserves CD4 memory T cells during acute simian immunodeficiency virus challenge. J Exp Med 2006; 203:1533–1541

Mattapallil JJ, Douek DC, Hill B, Nishimura Y, Martin M, Roederer M. Massive infection and loss of memory CD4+ T cells in multiple tissues during acute SIV infection. Nature 2005; 434:1093–1097

Mehandru S, Poles MA, Tenner-Racz K, et al. Primary HIV-1 infection is associated with preferential depletion of CD4+ T lymphocytes from effector sites in the gastrointestinal tract. J Exp Med 2004; 200:761–770

Pantaleo G, Koup RA. Correlates of immune protection in HIV-1 infection: what we know, what we don't know, what we should know. Nat Med 2004; 10:806–810

Picker LJ, Watkins DI. HIV pathogenesis: the first cut is the deepest. Nat Immunol. 2005; 6:430–432

Rosenberg ES, Billingsley JM, Caliendo AM, et al. Vigorous HIV-1-specific CD4+ T cell responses associated with control of viremia. Science 1997, 278:1447–1450

Trautmann L, Janbazian L, Chomont N, et al. Upregulation of PD-1 expression on HIV-specific CD8+ T cells leads to reversible immune dysfunction. Nat Med 2006; 12: 1198–1202

Trkola A, Kuster H, Rusert P, et al. Delay of HIV-1 rebound after cessation of antiretroviral therapy through passive transfer of human neutralizing antibodies. Nat Med 2005; 11:615–622

Wei X, Decker JM, Wang S, et al. Antibody neutralization and escape by HIV-1. Nature 2003; 422:307–312

Wu L, KewalRamani VN. Dendritic-cell interactions with HIV: infection and viral dissemination. Nat Rev Immunol 2006; 6:859–868

Teil II   Rezeptorshift

Genotypic Analysis of HIV Co-Receptor Usage

Saleta Sierra, Rolf Kaiser, Alexander Thielen, Oliver Sander and Thomas Lengauer

Introduction

Anti-HIV drugs target essential viral proteins in the replication cycle of HIV, to date mostly the viral reverse transcriptase and protease. Even though currently more than about twenty different drugs are available, the search for drugs with new targets is still necessary.

The new approaches in anti-HIV therapy developments include the prevention of viral integration and the virus attachment and fusion with the cellular membrane (entry inhibitors). HIV infection begins with the attachment of the glycoprotein gp120 on the virion surface to the CD4 receptor on the cell surface. This interaction triggers a rearrangement in the gp120 which allows the exposition of a previously hidden region, the co-receptor binding site. This co-receptor binding site must bind to a cellular chemokine receptor, named co-receptor. *In vivo* only the chemokine receptors CCR5 and CXCR4 play a role for HIV-1 and HIV-2 infection (Clapham et al. 2002; Moore et al. 2004). The choice of the co-receptor by the virus is often termed viral tropism, although tropism truly means the selection of the target cell (monocytes or lymphocytes). The tropism depends on the HIV strain and allows for the traditional classification in

1. R5 for those viral strains exclusively using CCR5,
2. X4 for those using only CXCR4 and
3. R5X4 or dual-tropic for the strains able to use both co-receptors.

On the other hand, it is preferred to classify both R5X4 and X4 as X4 viruses as this better reflects the clinically relevant problem.

Most studies have shown that *in vivo,* R5 is the prevalent phenotype in the early stages of the HIV infection, irrespective of the transmission route and the predominant viral tropism present in the donor (van't Wout et al. 1994; Wolinsky et al. 1992). This also subtains the observation that patients being homozygous carriers of the CCR5 Δ32-allele are almost always resistant against HIV. This specific mutation has a deletion of 32 nucleotides in the CCR5 gene which leads to the expression of a nonfunctional CCR5 co-receptor (Novembre et al. 2005). Nevertheless, as the infection progresses the virus evolves and the co-receptor usage may change. CXCR4-using strains evolve later in 10–20% of therapy-naïve patients and 30–60% of severely immunodeficient HAART-experienced patients (Brumme et al. 2005; Lehmann et al. 2006; Moyle et al. 2005; Tersmette et al. 1989; Wilkin et al. 2007). The detection of X4 viruses correlates with an advanced stage of infection (Brumme et al. 2004; Regoes et al. 2005, Westby et al. 2005).

Accounting for these observations, a new drug class, termed entry inhibitors, target the viral protein gp41 (ENF, Fuzeon®), the human cellular receptor CD4 (TNX-355, clinical phase II), or the cellular co-receptor CCR5 Maraviroc (Selzentry®, Celsentri®) or Vicriviroc (phase III) (Dorr et al. 2005; Rusconi et al. 2007; Westby et al. 2005). Compounds against the other co-receptor CXCR4 (AMD3100 or AMD070) were successfully applied in cell culture experiments, but showed severe side effects in patients and failed in clinical studies so far.

Since CCR5 blockers are effective only when predominant R5 viruses is present in the patient and co-receptor switch is not systematic, a baseline determination of the predominant tropism prior to treatment with these drugs is mandatory to avoid unnecessary costs and additional risks for the patient. In addition, monitoring co-receptor usage is also recommended in the late clinical phases of CCR5 blockers development to test whether the application of the drug may encourage the virus to switch co-receptor usage from CCR5 to CXCR4.

Genotypic Methods for Predicting Viral Co-Receptor Usage

Viral co-receptor usage can be measured by *in vitro* phenotypic assays or predicted by *in silico* genotypic analysis. Current phenotypic determination of co-receptor usage is based on several variants of recombinant assays (Coakley et al. 2005; Trouplin et al. 2001). These methods allow an easy-to-interpret and reproducible phenotypic analysis in indicator permanent cell lines which constitutively express CCR5, CXCR4 or both co-receptors. However, an analysis of two different phenotypic assays showed a concordance of 85.1% on clinical samples (Skrabal et al. 2007). Furthermore, phenotypic assays are expensive, very time-consuming and require specialized facilities. Therefore, they are restricted to only a small number of institutions. All of these shortcomings motivate supporting the analysis of HIV co-receptor usage in daily-clinical diagnostic with simpler, faster and cheaper *in silico* (also termed genotypic) procedures.

Genotypic methods use the viral sequence information to predict the viral co-receptor in the same way as previously developed tools for antiretroviral resistance prediction and drug combination therapies (reviewed in Lengauer et al. 2006). They are developed from clonal (individual viral sequences isolated from the patient) genotype-phenotype pairs. Today, the genomic region used for co-receptor prediction is the third highly variable loop (V3 loop) of gp120 (◘ Fig. 4.1). The V3 loop, together with the β-19 strand and the bridging sheet of the gp120, constitute the co-receptor binding site (Kwong et al. 1998; Rizzuto et al. 1998). The charge and structure of V3 are the major determinants for co-receptor specificity (Lusso 2006). The V3 loop and both co-receptors are charged due to the presence of basic amino acids (K or R), acidic amino acids (D or E) and post-transcriptional modifications (mainly N- or O-glycosilations and tyrosine sulfation). Therefore, electrostatic interactions are deeply implicated in the specificity and efficacy of co-receptor binding (Bannert et al. 2001; Ross et al. 1998; Zaitseva et al. 2003). In fact, mutations affecting the charge of specific positions or the overall net charge of the loop correlate with co-receptor selectivity (Chesebro et al. 1992; de Jong et al. 1992; Fouchier et al. 1992; Hoffman et al. 1999; Kuiken et al. 1992; Shioda et al. 1992; Westervelt et al. 1992; Xiao et al. 1998). R5 isolates usually show lower net charge in V3 than X4 variants (Briggs et al. 2000; Fouchier et al. 1992; Milich et

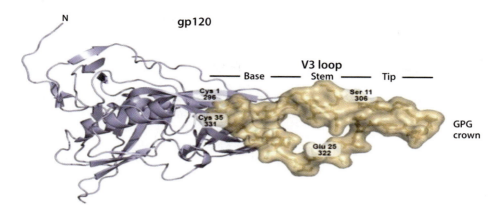

Fig. 4.1. Structural schema of the supposed molecular interaction between viral gp120 and human CCR5. The viral protein is taken from an x-ray structure (Huang et al. 2005). No measured structures of gp120 in complex with any co-receptor have been published to date. Structural information improved the power of the predictions significantly (Sander et al. 2007)

al. 1993), which fits the observation that CCR5 has an overall net charge higher than the one of CXCR4.

The predictive power of bioinformatics methods is expressed by the *sensitivity* (percentage of X4-using strains predicted as X4) and the *specificity* (percentage of the R5 strains predicted as R5). The predictive power for clonal data is always higher than for population-based (bulk) sequences. For clonal data, early methods as the 11/25 rule (predicting X4 based on the presence of basic residues at positions 11 or 25 of the V3 loop) achieve a sensitivity of around 60% at a specificity of about 92.5%. Recent methods using more complex statistical models such as support vector machines (SVM) (Pillai et al. 2003; Sing et al. 2004) or position-specific scoring matrices (PSSM) (Jensen et al. 2003) improve the sensitivity by 12 to 17 percentage points at the same level of specificity (Poveda et al. 2007; Sing et al. 2007). In the case of bulk data, the 11/25 rule drops to a sensitivity of around 30% at 93% specificity, and the more involved machine learning methods raise sensitivity to 40–60% (Sing et al. 2007; Skrabal et al. 2007). Population-based sequencing, although more inaccurate for prediction, has been more accessible to clinical practice. In future, bulk-sequencing can be expected to be gradually replaced by clonal methods such as ultra-deep sequencing (Lewis et al. 2007) or single genome sequencing (Kearney et al. 2004).

Recent approaches have experimented with adding other types of information to a statistical model, in order to obtain more accurate genotypic predictions (Sander et al. 2007; Sing et al. 2007). Sander and colleagues found the 3D structure of the V3 loop and clinical markers especially valuable to raise prediction quality. In a comparison on clonal data without insertions or deletions relative to the V3 loop of the crystal structure, they could raise the sensitivity at the specificity level of the 11/25 rule by seven percentage points over that of predictions based on sequence information alone (Sander et al. 2007). The addition of clinical markers including CD4+- and CD8+ T-cell counts, Δ32-heterozygosity of the patient and information on the variance within the viral quasi-species increased the sensitivity from 40% to 63% (with a specificity of 93.5%) on a bulk-sequenced dataset of clinically derived patient samples (Sing et al. 2007).

Online Bioinformatic Methods for Prediction of Co-Receptor Usage

Several bioinformatic methods for prediction of co-receptor usage have been proposed over the years, although only three of them are available as online tools:

- WetCat (Pillai et al. 2003; http://genomiac2.ucsd.edu:8080/wetcat)
- WebPSSM (Jensen et al. 2003; http://ubik.microbiol.washington.edu/computing/pssm/)
- geno2pheno$_{[coreceptor]}$ (Sing et al. 2004, 2007; www.genafor.org)

The servers differ with respect to the methods on which predictions are based, the input format required and also the data sets on which they are trained.

WetCat, the oldest of the three systems, requires data in a restricted input format. Therefore manual translation, processing and alignment of the V3-loop sequences are needed. In contrast, WebPSSM and geno2pheno$_{[coreceptor]}$ allow for unaligned nucleotide or peptide sequences and build the alignment themselves. The systems can also use sequence fragments longer than the V3 loop. The recently updated version of geno2pheno$_{[coreceptor]}$ enables the user to supply additional clinical markers such as CD4+-T-cell counts. To produce a prediction, WetCat uses decision trees (DT), support vector machines (SVM) and the charge rule. WebPSSM utilizes position-specific scoring matrices (PSSM) whereas geno2pheno$_{[coreceptor]}$ applies SVM. WetCat has also the limitation that the different prediction models are still trained on the original dataset containing only 271 sequences, while WebPSSM and geno2pheno$_{[coreceptor]}$ have been trained on much larger datasets.

There are also differences in the output of the servers (■ Fig. 4.2). WetCat simply classifies viral variants into X4 or R5. WebPSSM displays a quantitative value, the prediction score, which estimates how likely a virus uses CXCR4. Additionally, the amino acids at positions 11 and 25 are shown in order to facilitate a comparison with the 11/25 rule. Furthermore, the number of positively charged amino acids together with the net charge are displayed. Geno2pheno$_{[coreceptor]}$ allows for selecting a level of specificity defining how conservative a prediction should be. Geno2pheno$_{[coreceptor]}$ generates an output page divided into four parts. The first two parts display general overview information and the provided clinical markers. In the third section, an alignment of the query sequence to the standard reference HXB2 is provided. The N-glycosylation motif and positions 11 and 25, all known to be significant for CXCR4 use, are highlighted and colored. The last part contains the predicted phenotype and additional information regarding the sequence. For better understanding, the prediction field is shown with a green background in case of a predicted R5 virus, otherwise in red. If additional clinical parameters have been sent to the server, a second row with the results of the clinical model is displayed.

The comparison of the prediction power of different web services is hard for several reasons. First, the performances in the respective publications cannot be directly compared because they were calculated on different datasets and used different measures for evaluation. Second, an impartial evaluation must be based on an independent dataset with sequences not used for training of any method. However, all three online tools have been developed with different subsets of the Los Alamos Sequence Database and other databases containing genotype-phenotype information not included in the Los Alamos database are rare and usually include only a small number of samples. An attempt for a fair evaluation of different methods, including the 11/25 rule, DT, PSSM and SVM, has been made using clonal sequences from the Los Alamos Sequence Database (Sing et al. 2007) (■ Fig. 4.3). For this, all methods were evaluated with 10-fold cross-validation, i.e. the dataset has been split into 10 equally-sized subsets and each subset evaluated using prediction models of the different methods which have been

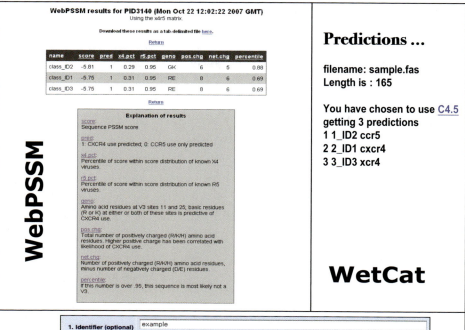

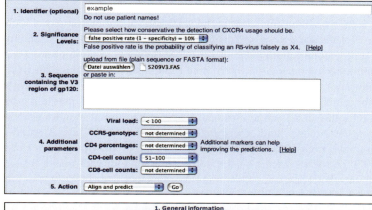

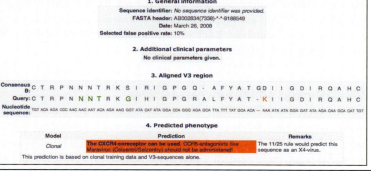

Fig. 4.2. The input page of geno2pheno[coreceptor] and the output of the three online available co-receptor prediction tools

4

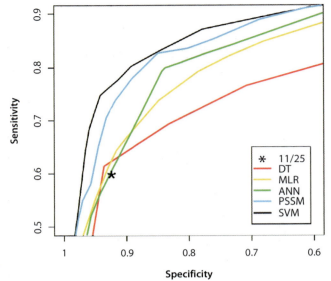

■ **Fig. 4.3.** Predictive performance of the 11/25 rule and five statistical learning methods. *DT* decision trees, *MLR* mixtures of localized rules, *ANN* artificial neural networks, *PSSM* Position Specific Scoring Matrices, *SVM* Support Vector Machines). Assessed on clonal data (Sing et al. 2007)

trained on the remaining nine subsets. The 11/25 rule yielded a sensitivity of 59.5% in detecting X4-using variants and a mean specificity of 92.5%. DT, neural networks, mixtures of localized rules or simple modifications of the charge rule led to minor improvements (sensitivity of about 62.5%) at the corresponding specificity. Both PSSM and SVM produced the best results and significantly improved sensitivity by 12.4 and 16.9 percentage points, respectively. SVM has been chosen for geno2pheno$_{[coreceptor]}$ tool because it produced slightly better results than PSSM.

The reliability of all online methods decreases for clinical samples generated with bulk sequencing technologies and containing mixtures of viral variants. A recent study on 952 plasma samples from antiretroviral-naïve patients has evaluated the three web services (Low et al. 2007). The performances of all tested systems and the 11/25-rule decreased significantly related to the clonal analysis. While the 11/25-rule's specificity of 93.4% was similar to results obtained on clonal data, sensitivity dropped to 30.5%. The performance of WetCat's SVM models were even worse as they only reached a sensitivity of 22% with a specificity of 90%. In comparison, WebPSSM and geno2pheno$_{[coreceptor]}$ performed much better but their performances also decreased substantially. They showed sensitivity values of about 50% at the 90% specificity level (Low et al. 2007).

Concluding Remarks and Future Perspectives

The choice of using a phenotypic or a genotypic prediction approach is mostly based on the accessibility of technologies. Phenotypic methods are much easier to interpret but present the disadvantages of being more expensive and time-consuming than genotypic analyses. In the authors' opinion, phenotyping will continue to be indispensable to obtain training data for the development or improvement statistical models, but genotyping will gain ground in clinical practice. As well, genotyping allows the inclusion of additional parameters such as sequence diversity or clinical parameters into a quantitative prediction. This feature cannot be shared by phenotypic assays.

In short time we expect a number of innovations to improve the sequencing throughput. Sequencing technologies will focus more on clonal sequencing and successively replace bulk sequencing. The current development of individual genome sequencing systems (such as pyrosequencing) may also lead to the detection of individual genomes present within the viral population in a very low proportion (so-called *minorities*). So far, phenotypic methods still have an advantage over genotypic methods in minority detection. The former can detect minorities down to about 1%, in contrast to 20% for genotypic methods based on current bulk-sequencing technology. This can have an important effect, e.g. the presence of an X4 minority of 0.1% in a R5 population has been observed to be sufficient for a co-receptor switch within ten days in patients administered with Maraviroc (monotherapy) (Lewis et al. 2007).

Different studies have suggested a role of other regions of gp120, such as the V1 and V2 loops, on co-receptor usage (Hartley et al. 2005; Nabatov et al. 2004; Pastore et al. 2006; Ross et al. 1998). Both V1 and V2 are part of the discontinuous co-receptor binding site of gp120. These regions are included in the phenotypic analyses, where the whole gp120 is cloned. In the genotypic approaches, lack of appropriate data has prevented an extensive analysis in the past. Future genotypic analysis, at best covering the entire *env* gene, would be very desirable as they should raise prediction quality and simultaneously be used to investigate resistance to co-receptor blockers.

Since phenotypic assays are very expensive and have a long turnaround time, genotypic prediction of co-receptor usage is becoming more and more interesting. As the size and quality of the datasets as well as the number of additional information collected in clinics increases everyday, *in silico* assistance will be required to accurately analyze all this information. Interpretation systems have proved to be very effective for the analysis of resistance versus susceptibility to reverse transcriptase and protease inhibitors, thus it should be possible to use this experience to develop similarly good tools for co-receptor usage prediction.

References

Bannert N, Craig S, Farzan M, et al. Sialylated O-glycans and sulfated tyrosines in the NH2-terminal domain of CC chemokine receptor 5 contribute to high affinity binding of chemokines. J Exp Med 2001; 194:1661–1673

Briggs DR, Tuttle DL, Sleasman JW, Goodenow MM. Envelope V3 amino acid sequence predicts HIV-1 phenotype (co-receptor usage and tropism for macrophages). AIDS 2000; 14:2937–2939

Brumme ZL, Dong WW, Yip B, et al. Clinical and immunological impact of HIV envelope V3 sequence variation after starting initial triple antiretroviral therapy. AIDS 2004;18:F1–9

Brumme ZL, Goodrich J, Mayer HB, et al. Molecular and clinical epidemiology of CXCR4-using HIV-1 in a large population of antiretroviral-naive individuals. J Infect Dis 2005; 192:466–474

Chesebro B, Wehrly K, Nishio J, Perryman S. Macrophage-tropic human immunodeficiency virus isolates from different patients exhibit unusual V3 envelope sequence homogeneity in comparison with T-cell-tropic isolates: definition of critical amino acids involved in cell tropism. J Virol 1992; 66:6547–6554

Clapham PR, McKnight A. Cell surface receptors, virus entry and tropism of primate lentiviruses. J Gen Virol 2002; 83:1809–1829

Coakley E, Petropoulos CJ, Whitcomb JM. Assessing chemokine co-receptor usage in HIV. Curr Opin Infect Dis 2005; 18:9–15

de Jong JJ, de Ronde A, Keulen W, Tersmette M, Goudsmit J. Minimal requirements for the human immunodeficiency virus type 1 V3 domain to support the syncytium-inducing phenotype: analysis by single amino acid substitution. J Virol 1992; 66:6777–6780

Dorr P, Westby M, Dobbs S, et al. Maraviroc (UK-427,857), a potent, orally bioavailable, and selective small-molecule inhibitor of chemokine receptor CCR5 with broad-spectrum anti-human immunodeficiency virus type 1 activity. Antimicrob Agents Chemother 2005; 49:4721–4732

Fouchier RA, Groenink M, Kootstra NA, et al. Phenotype-associated sequence variation in the third variable domain of the human immunodeficiency virus type 1 gp120 molecule. J Virol 1992; 66:3183–3187

Hartley O, Klasse PJ, Sattentau QJ, Moore JP. V3: HIV's switch-hitter. AIDS Res Hum Retroviruses 2005; 21:171–189

Hoffman TL, Doms RW. HIV-1 envelope determinants for cell tropism and chemokine receptor use. Mol Membr Biol 1999; 16:57–65

Huang CC, Tang M, Zhang MY, et al. Structure of a V3-containing HIV-1 gp120 core. Science 2005; 310:1025–1028

Jensen MA, Li FS, van't Wout AB, et al. Improved coreceptor usage prediction and genotypic monitoring of R5-to-X4 transition by motif analysis of human immunodeficiency virus type 1 env V3 loop sequences. J Virol 2003; 77:13376–13388

Kearney M, Palmer S, Maldarelli F, et al. Single-genome Sequencing Is More Sensitive than Standard Genotype Analysis for Detection of HIV-1 Drug-resistance Mutations. In: 11th Conference on Retroviruses and Opportunistic Infections; 2004; San Francisco, California, USA; 2004

Kuiken CL, de Jong JJ, Baan E, Keulen W, Tersmette M, Goudsmit J. Evolution of the V3 envelope domain in proviral sequences and isolates of human immunodeficiency virus type 1 during transition of the viral biological phenotype. J Virol 1992; 66:4622–4627

Kwong PD, Wyatt R, Robinson J, Sweet RW, Sodroski J, Hendrickson WA. Structure of an HIV gp120 envelope glycoprotein in complex with the CD4 receptor and a neutralizing human antibody. Nature 1998; 393:648–659

Lehmann C, Daumer M, Boussaad I, et al. Stable coreceptor usage of HIV in patients with ongoing treatment failure on HAART. J Clin Virol 2006; 37:300–304

Lengauer T, Sing T. Bioinformatics-assisted anti-HIV therapy. Nat Rev Microbiol 2006; 4:790–797

Lewis M, James I, Braverman M, et al. Pfizer Tropism Assay: Evaluation of an Ultra-deep Sequencing Method to Identify Minority Sequence Variants in the HIV-1 env Gene from Clinical Samples. In: 14th Conference on Retroviruses and Opportunistic Infections; 2007; Los Angeles, California, USA; 2007

Lewis M, Simpson P, Fransen S, al. e. CXCR4-using virus detected in patients receiving maraviroc in the Phase III studies MOTIVATE 1 and 2 originates form a pre-existing minority of CXCR4-using virus. Antiviral Ther 2007; 12:S65.

Low AJ, Dong W, Chan D, et al. Current V3 genotyping algorithms are inadequate for predicting X4 co-receptor usage in clinical isolates. Aids 2007; 21:F17–F24

Lusso P. HIV and the chemokine system: 10 years later. Embo J 2006; 25:447–456

Milich L, Margolin B, Swanstrom R. V3 loop of the human immunodeficiency virus type 1 Env protein: interpreting sequence variability. J Virol 1993; 67:5623–5634

Moore JP, Kitchen SG, Pugach P, Zack JA. The CCR5 and CXCR4 coreceptors--central to understanding the transmission and pathogenesis of human immunodeficiency virus type 1 infection. AIDS Res Hum Retroviruses 2004; 20:111–126

Moyle GJ, Wildfire A, Mandalia S, et al. Epidemiology and predictive factors for chemokine receptor use in HIV-1 infection. J Infect Dis 2005; 191:866–872

Nabatov AA, Pollakis G, Linnemann T, Kliphius A, Chalaby MI, Paxton WA. Intrapatient alterations in the human immunodeficiency virus type 1 gp120 V1V2 and V3 regions differentially modulate coreceptor usage, virus inhibition by CC/CXC chemokines, soluble CD4, and the b12 and 2G12 monoclonal antibodies. J Virol 2004; 78:524–530

Novembre J, Galvani AP, Slatkin M. The geographic spread of the CCR5 Delta32 HIV-resistance allele. PLoS Biol 2005; 3:e339

Pastore C, Nedellec R, Ramos A, Pontow S, Ratner L, Mosier DE. Human immunodeficiency virus type 1 coreceptor switching: V1/V2 gain-of-fitness mutations compensate for V3 loss-of-fitness mutations. J Virol 2006; 80:750–758

Pillai S, Good B, Richman D, Corbeil J. A new perspective on V3 phenotype prediction. AIDS Res Hum Retroviruses 2003; 19:145–149

Poveda E, Briz V, Roulet V, et al. Correlation between a phenotypic assay and three bioinformatic tools for determining HIV co-receptor use. Aids 2007; 21:1487–1490

Regoes RR, Bonhoeffer S. The HIV coreceptor switch: a population dynamical perspective. Trends Microbiol 2005; 13:269–277

Rizzuto CD, Wyatt R, Hernandez-Ramos N, et al. A conserved HIV gp120 glycoprotein structure involved in chemokine receptor binding. Science 1998; 280:1949–1953

Ross TM, Bieniasz PD, Cullen BR. Multiple residues contribute to the inability of murine CCR-5 to function as a coreceptor for macrophage-tropic human immunodeficiency virus type 1 isolates. J Virol 1998; 72:1918–1924

Ross TM, Cullen BR. The ability of HIV type 1 to use CCR-3 as a coreceptor is controlled by envelope V1/V2 sequences acting in conjunction with a CCR-5 tropic V3 loop. Proc Natl Acad Sci U S A 1998; 95:7682–7686

Rusconi S, Scozzafava A, Mastrolorenzo A, Supuran CT. An update in the development of HIV entry inhibitors. Curr Top Med Chem 2007; 7:1273–1289

Sander O, Sing T, Sommer I, et al. Structural descriptors of gp120 V3 loop for the prediction of HIV-1 coreceptor usage. PLoS Computational Biology 2007; 3:e58

Shioda T, Levy JA, Cheng-Mayer C. Small amino acid changes in the V3 hypervariable region of gp120 can affect the T-cell-line and macrophage tropism of human immunodeficiency virus type 1. Proc Natl Acad Sci USA 1992; 89:9434–9438

Sing T, Sander O, Beerenwinkel N, Lengauer T. Learning mixtures of localized rules by maximizing the area under the ROC curve. In: Proceedings of the First International Workshop on ROC analysis in Artificial Intelligence; 2004. IOS Press, Valencia, Spain, 2004, pp 89–96

Sing T, Low AJ, Beerenwinkel N, et al. Predicting HIV co-receptor usage based on genetic and clinical covariates. Antiviral Ther 2007; 12:1097–1106

Skrabal K, Low AJ, Dong W, et al. Determining human immunodeficiency virus coreceptor use in a clinical setting: degree of correlation between two phenotypic assays and a bioinformatic model. J Clin Microbiol 2007; 45:279–284

Tersmette M, Gruters RA, de Wolf F, et al. Evidence for a role of virulent human immunodeficiency virus (HIV) variants in the pathogenesis of acquired immunodeficiency syndrome: studies on sequential HIV isolates. J Virol 1989; 63:2118–2125

Trouplin V, Salvatori F, Cappello F, et al. Determination of coreceptor usage of human immunodeficiency virus type 1 from patient plasma samples by using a recombinant phenotypic assay. J Virol 2001; 75:251–259

van't Wout AB, Kootstra NA, Mulder-Kampinga GA, et al. Macrophage-tropic variants initiate human immunodeficiency virus type 1 infection after sexual, parenteral, and vertical transmission. J Clin Invest 1994; 94:2060–2067

Westby M, van der Ryst E. CCR5 antagonists: host-targeted antivirals for the treatment of HIV infection. Antivir Chem Chemother 2005; 16:339–354

Westervelt P, Trowbridge DB, Epstein LG, et al. Macrophage tropism determinants of human immunodeficiency virus type 1 in vivo. J Virol 1992; 66:2577–2582

Wilkin TJ, Su Z, Kuritzkes DR, et al. HIV type 1 chemokine coreceptor use among antiretroviral-experienced patients screened for a clinical trial of a CCR5 inhibitor: AIDS Clinical Trial Group A5211. Clin Infect Dis 2007; 44:591–595

Wolinsky SM, Wike CM, Korber BT, et al. Selective transmission of human immunodeficiency virus type-1 variants from mothers to infants. Science 1992; 255:1134–1137

Xiao L, Owen SM, Goldman I, et al. CCR5 coreceptor usage of non-syncytium-inducing primary HIV-1 is independent of phylogenetically distinct global HIV-1 isolates: delineation of consensus motif in the V3 domain that predicts CCR-5 usage. Virology 1998; 240:83–92

Zaitseva M, Peden K, Golding H. HIV coreceptors: role of structure, posttranslational modifications, and internalization in viral-cell fusion and as targets for entry inhibitors. Biochim Biophys Acta 2003; 1614:51–61

Phänotypische Analyse

Thomas Klimkait und Hauke Walter

Prinzipielle Überlegungen

Neue Inhibitoren, neue Hemmstoffklassen und insbesondere solche, die über die klassischen viralen Therapieziele hinausgehen, stellen auch für die Analytik eine neue Herausforderung dar: Bei etablierten antiretroviralen Substanzen, vor allem solchen gegen die HIV-Enzyme Protease und Reverse Transkriptase, lassen sich aus Erfahrung und aus molekularer Strukturinformation Regeln ableiten, die es möglich machen, allein aus der Kenntnis genetischer Sequenzveränderungen (Genotyp) zuverlässige Voraussagen über zu erwartende virale Hemmbarkeit oder Resistenz zu treffen. Diese Basis ist für neue Hemmstoffklassen natürlicherweise (noch) nicht verfügbar, und die Diagnostik ist zunächst auf direkte Bestimmungsmethoden (»Phänotypisierung«) angewiesen.

Die neueste Hemmstoffklasse der Korezeptor-Antagonisten (z. B. Maraviroc [Celsentri™] bringt eine zusätzliche mögliche Variable ein, da hier das Virus bei Veränderung nicht allein eine Enzymfunktion beibehalten muss wie bei den klassischen Protease- und RT-Hemmern bzw. bei Integrase- und Maturationshemmern oder solchen, die die Faltung des viralen Envelop-Proteins gp41 betreffen (Fuzeon™). Bei den Korezeptor-Antagonisten kommt es auf eine essentielle, sensitive Interaktion zwischen viraler Komponente (Envelop gp120) und einem Protein auf der Oberfläche der Zielzelle an (Cocchi et al. 1995).

Chemokinrezeptoren erfüllen physiologische Funktionen bei der Signalübertragung zwischen Zellen, u. a. bei T-Lymphozyten, und für mehr als fünf von ihnen ist eine Verbindung zu HIV bekannt (Lava et al. 1998), insbesondere die Rezeptorproteine CXCR4 und CCR5, die HIV benutzt, um dem Virus als Korezeptoren das gezielte Eindringen in die Wirtszelle zu ermöglichen (◻ Abb. 5.1). Dabei verwendet HIV den Trick, mit Strukturen seines eigenen Oberflächenproteins gp120 (V3-hairpin) den natürlichen Korezeptor-Liganden zu imitieren (Sharon et al. 2003).

Neben der Bindung des Virus an CD4 stellt auch diese Interaktion der Virushülle mit dem Korezeptor einen essentiellen Schritt bei der Infektion dar. Ihre gezielte Blockade ist die Funktion der Korezeptor-Antagonisten. Entsprechend ihrem Entwicklungsstand ist der Umfang klinischer Daten allerdings bisher noch zu begrenzt, um Voraussagen über einen therapeutischen Langzeiterfolg oder bezüglich viraler Resistenzentwicklung zu machen.

Von zentraler Bedeutung ist allerdings, dass HIV mindestens in den zwei phänotypisch distinkten Varianten CCR5- oder CXCR4-troper Viren auftritt; daher werden CCR5-Antagonisten prinzipiell nur einen Teil aller Virustypen hemmen können. Über die Dauer einer

HIV-Infektion hinweg entwickeln sich bei etwa 60% aller Infizierten aus den anfänglich zumeist CCR5-tropen Viren solche mit einem CXCR4-Tropismus. Darüber hinaus werden z.T. Varianten nachgewiesen, die zeitgleich jeden der beiden Korezeptoren nutzen können. In manchen Patienten sind gemischte Viruspopulationen mit beiden Tropismen anzutreffen (■ Abb. 5.2).

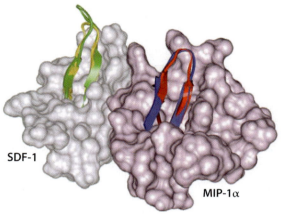

■ **Abb. 5.1.** Modelle der beiden humanen Chemokine SDF-1 (weiß) und MIP-1α (pink) mit spezifischen »β-Hairpin«-Strukturen (gelbe bzw. rote Schlaufe), die aus dem jeweiligen Peptid hervorstehen. Die graphische Überlagerung mit einer hervorstehenden Hairpin-Struktur aus der V3-Region des HIV Envelop-Proteins gp120 (grün für das CXCR4-trope Virusisolat HTLVIIIb bzw. blau für das CCR5-trope Virus HIV-1MN) belegt deren strukturelle Übereinstimmungen mit den natürlichen Korezeptor-Liganden und lässt den Mechanismus für die virale Korezeptor-Präferenz vermuten. (Modell abgeleitet aus Sharon et al. 2003; mit freundlicher Genehmigung von J. Anglister, Weizmann Institute, Rehovot, Israel)

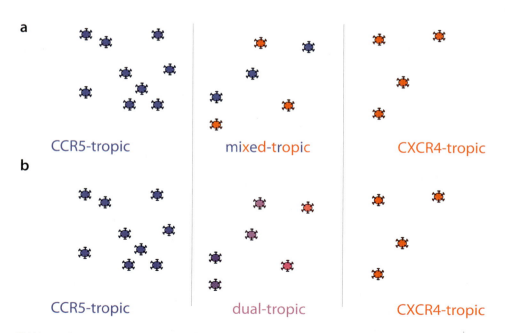

■ **Abb. 5.2a,b.** HIV-1-Korezeptortropismus. HIV-1 nutzt im Wesentlichen zwei Chemokinrezeptoren als Korezeptoren: CCR5 und CXCR4. Neben den beiden reinen Formen können im Blut (**a**) beide Formen gemischt oder (**b**) Übergangsformen auftreten, die beide Korezeptoren mit unterschiedlicher Affinität nutzen können. Diese nicht reinen Formen werden oft als dual/mix(ed)-trop zusammengefasst.

Diese Beobachtungen machen die Herausforderung bei der Bestimmung bereits deutlich und zeigen, warum von einer funktionellen HIV-Tropismus-Bestimmung vor dem Einsatz eines Korezeptor-Hemmers ein direkter therapeutischer Nutzen zu erwarten ist.

Da die große strukturelle Flexibilität der Determinanten im HIV-Hüllprotein die Klassifizierung kompliziert, lässt sich die funktionsbasierte Testung außerdem zur Validierung von sequenzbasierten Voraussagemethoden und Algorithmen einsetzen.

Anforderungen an die Korezeptor-Diagnostik sind:

- Die diagnostische Methode, mit der der Korezeptor-Tropismus des Virus im Probenmaterial bestimmt wird, liefert eine *eindeutige* Antwort als Therapieempfehlung.
- Logistik und Testsystem sind mit bestehenden Probenverarbeitungswegen kompatibel. Die meisten Auftraggeber sind nicht in der Lage, ihre bestehende Routine an aufwendige Konditionen zu adaptieren.
- Da laut EMEA-Weisung zurzeit Korezeptor-Antagonisten in der Salvage-Situation einzusetzen sind, liefert der Test eine rasche Antwort. Der betroffene Patient wartet in einer gegenwärtig versagenden Therapiesituation auf eine baldige Umstellung.
- Anzustreben ist, nicht zuletzt aufgrund der verlangten Testung *vor* einem Therapiebeginn, längerfristig die Kostenübernahme des Tests durch das Gesundheitssystem.

Prinzip der Phänotypisierung von HIV-Varianten

Während eine Genotyp-Analyse auf die genetische Information des Erregers im klinischen Material zurückgeht, um anhand zuvor definierter Algorithmen aus genetischen Veränderungen gegenüber einer bekannten Referenzsequenz eine populationsbasierte Antwort (Tropismus, Resistenz) abzuleiten, stellt die Phänotypisierung als eine direkte Messmethode die Therapiesituation in vitro nach und misst in geeigneten Infektionssystemen unmittelbar die Wirksamkeit. Aus der Übertragung des Ergebnisses auf die klinische Therapiesituation ergibt sich im idealen Fall direkt der diagnostische Befund.

Im Gegensatz zur Genotypisierung ist ein solcher Phänotypisierungs-Ansatz nicht auf Vorwissen über die Therapierelevanz von Mutationen angewiesen. Bei der Tropismusbestimmung schließen Phänotypisierungstests zudem als Referenzen Virusstandards mit bekanntem Tropismus ein und testen mit selektivem Prototyp CCR5- und CXCR4-Inhibitoren.

Ein typisches Aufarbeitungsschema zur Phänotypisierung ist in ◻ Abb. 5.3 skizziert. Die Virus-RNA-Aufarbeitung aus zellfreiem Patientenplasma und cDNA-Konversion erhalten die mögliche Virusdiversität im Probenmaterial bis zu diesem Schritt. Anders als die auf einem Durchschnitt der Viruspopulation basierende genetische Bestimmung versuchen Phänotypisierungssysteme, Virusgemische funktionell aufzulösen. Das heißt in der Frage der Korezeptor-Tropismen, dass sie die zu untersuchende Virusfunktion (hier: Bindung an den einen oder anderen zellulären Rezeptortyp) durch den In-vitro-Einsatz selektiver Inhibitoren direkt bestimmen.

Wegen des hohen technischen Aufwandes wird dabei selten das authentische Virus aus der klinischen Probe direkt untersucht sondern meist ein »rekombinantes Virus« hergestellt, wie in ◻ Abb. 5.2 dargestellt. Das Zielgen (»Env«) wird dazu in einen bekannten Viruszusammenhang eingefügt, entweder durch den Einsatz homologer DNA-Rekombination in der Zelle (Weg A) oder vor der Zelltransfektion über spezifische Schnittstellen und Ligation (Weg B). Die standardisierte Rekombination der »isogenischen« Vektorumgebung (blau) stellt sicher, dass keine zusätzlichen Variablen zum Ergebnis beitragen. Ab diesem Schritt unterscheiden sich die Phänotypisierungssysteme teils grundlegend voneinander: Einige führen die Analyse in einem defekten, nichtreplizierenden HIV durch, dem replikationsrelevante Gene fehlen (z. B. Trofile™). Hier erfolgt die Analyse nach einem einzigen Infektionszyklus und bringt den Vorteil geringerer Sicherheitsanforderungen. Andere Systeme hingegen regenerieren durch das Einfügen des Zielgens ein vermehrungsfähiges Virus. Dadurch wird zwar eine höhere Laborsicherheitsstufe erforderlich, andererseits wird dadurch eine drastisch verbesserte Empfindlichkeit erreicht, weil sie eine kurzzeitige exponentielle Virusamplifikation ermöglichen (z. B. PhenX-R®, PhenoScript-Env™).

Alle heutigen Systeme verwenden nach der Virusaufarbeitung einen RT-PCR-Schritt, bevor die HIV-Sequenz aus dem Patienten in das Testvirus (Kassette) eingeschleust wird. Nur so kann eine ausreichende Empfindlichkeit für Viruslasten bis unter 500 Kopien/ml erzielt werden. Als prinzipielle technische Limitierung ergibt sich daraus jedoch auch, dass in Proben mit Viruslasten unter 1000 Kopien/ml die Detektion von Virusminderheiten selbst für die empfindlichsten (replikativen) Systeme im Standardformat bei ca. 1% endet.

In-vitro-Artefakte, die sich aus der großen Fehlerrate der Polymerase ergeben könnten, können bei den modernen Phänotypisierungssystemen heute weitgehend ausgeschlossen werden, indem interne Kontrollen mitgeführt und Bestimmungen stets in mehreren Replikaten durchgeführt werden.

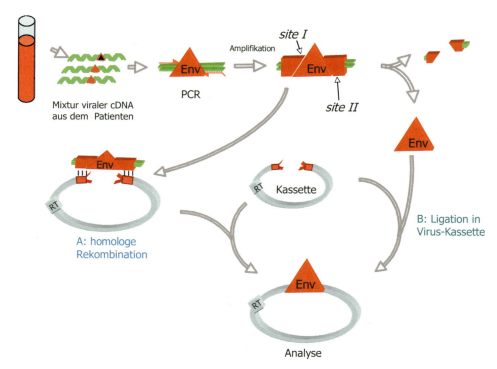

◘ **Abb. 5.3.** Schritte der Probenaufarbeitung ausgehend von einer Standardblutprobe (*Plasma, oben links*). Nach der RNA-Reinigung folgt eine PCR mit spezifischen Primern. Anschließend wird das Produkt und damit die Virusinformation aus dem Patienten entweder über homologe Rekombination (*unten links*) oder mittels präziser Insertion einer Restriktionsfragments wider in ein Plasmid eingefügt (*unten rechts*), wobei in beiden Fällen ein komplettes Virusgenom wieder hergestellt wird (Details im Text).

Spezifische Eigenschaften von Phänotypisierungssystemen

Mehrere kommerzielle Anbieter haben diagnostische Systeme entwickelt, die in der Lage sind, den Korezeptor-Tropismus von HIV zu bestimmen. Sie verwenden unterschiedliche Ansätze: Entweder werden nichtinfektiöse HIV-Rekombinanten eingesetzt, die einen einzigen Infektionszyklus durchlaufen und dabei ein zelluläres Reporter-Gen induzieren, (A) in ◻ Abb. 5.4, oder infektiöse HIV-Rekombinanten, die während eines definierten Zeitfensters in der Gegenwart des Hemmstoffs mehrere Vermehrungszyklen durchlaufen, (B) ohne (A) in ◻ Abb. 5.4.

Spezifikationen der einzelnen Systeme

Trofile™ von Monogram Biosciences, USA

Unter diesen Systemen ist der Trofile-Assay (Petropoulos et al. 2007), u. a. durch seinen Einsatz in der klinischen Entwicklung von Maraviroc, heute am weitesten verbreitet. Er pseudotypisiert ein defektes HIV mit der zu untersuchenden Hülle (d. h. die genetische Information für das Envelop wird nicht ins neue Virion mitverpackt und steht dem Virus somit in einer nächsten Generation zur Verfügung). Die Viruspartikel werden auf ihre Eigenschaft hin untersucht, ob sie CCR5-positive Zellen infizieren können oder ob sie an der Oberfläche CXCR4 exprimieren. Quantifiziert wird die Infektionseffizienz über einen Luziferase-»Reporter«, also

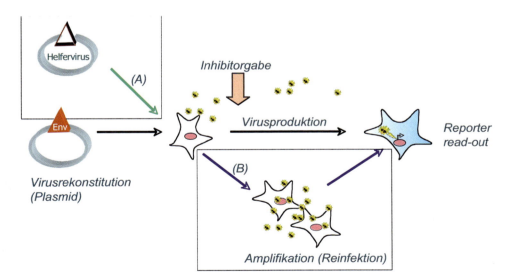

◻ **Abb. 5.4.** Tropismus-Analyse mittels rekombinanter Plasmide unter Verwendung humaner Zellkulturen. Prinzipiell wird Virus-DNA (»Provirus«) in Zellen eingebracht und in der Gegenwart von Inhibitor (rot-schraffierter vertikaler Pfeil) exprimiert und mittels Reporterzellen quantitativ analysiert. Entweder wird ein defektes Virus gemeinsam mit einem Helfervirus (box »A«) eingesetzt, um Partikel für eine einzigen Replikationszyklus zu bilden, oder alternativ wird replizierendes Virus rekonstituiert und durch Replikation nach Inhibitorzugabe amplifiziert, ehe es mittels Reporterzelle analysiert wird (box »B«).

ein mit eingeschleustes Gen, das erst über die Infektion aktiviert wird. Die auf diese Weise messbaren Lichteinheiten für den einen und den anderen Korezeptor werden kombiniert dargestellt und geben Aufschluss über den Tropismus des Virus. Wird hingegen für beide Tests ein Signal erhalten, gibt Monogram das Ergebnis als »dual/mixed« an. Der Test unterscheidet somit nicht, ob das Virus im betroffenen Patienten in der Lage ist, beide Korezeptoren wahlweise zu verwenden, oder ob der Patient zeitgleich mit beiden (CCR5-tropen und CXCR4-tropen) Varianten infiziert ist. Die Detektionsgrenze für gemischte Viruspopulationen wird mit 5–10% angegeben. Bislang wurde einzig dieses System in klinischen Studien für Korezeptor-Antagonisten eingesetzt. Entsprechend gibt Monogram an, das Trofile-System mit ca. 25.000 klinischen Analysen validiert zu haben, und belegt dies mit Daten über eine gute Testempfindlichkeit (bis 1000 Kopien), Reproduzierbarkeit und klinischer Validierung.

Die bisherigen klinischen Studien lassen interessante Fragen zur Dynamik des Korezeptor-Tropismus im Patienten offen. So wurde für bis zu 8% der analysierten Proben zwischen dem Zeitpunkt des Eingangs-Screenings und dem Basiswert bei Studienbeginn ein spontaner Wechsel des Korezeptor-Tropismus beobachtet. Nähere Untersuchungen werden zu klären haben, ob solche Tropismuswechsel auf natürlichen Fluktuationen während der HIV-Infektion zurückgehen oder systembedingt auf nicht detektierte Virusminoritäten oder Fehlbestimmungen.

Aus diesem Grund scheint es wichtig, auch andere, technisch verschiedene Testsysteme in solche Validierungsstudien einzubeziehen. Nur dadurch lassen sich z. B. mögliche systembedingte In-vitro-Artefakte minimieren. Zurzeit werden mehrere neue Systeme verfügbar, die sich im Testformat, im verwendeten Reportersystem und weiteren Details unterscheiden.

PhenoScript-Env™ System von Eurofins/Viralliance, Frankreich

Die für den viralen Fusionsschritt verantwortlichen Regionen des Envelop-Gens im Probenmaterial werden in humanen Zellen mittels homologer Sequenzrekombination in eine Laborvariante von HIV-1 inseriert (Roulet et al. 2007). In seiner Folge entstehen infektiöse Viruspartikel, die für die nachfolgenden Infektionen in der Gegenwart von Korezeptor-Hemmern verwendet werden. Der Virustropismus wird ermittelt, indem parallel eine lediglich den CCR-5-Korezeptor exprimierende Zelllinie sowie ausschließlich CXCR4-exprimierende Zellen infiziert werden und die Induktion eines HIV-abhängigen Beta-Galaktosidase-Reporters beurteilt wird. Im Rahmen der Testvalidierung wurden Analysen mit den meisten verbreiteten HIV-1-Subtypen erfolgreich durchgeführt.

Im Gegensatz zum Trofile-Test wird der Tropismus mit einem infektiösen Virus bestimmt. Weil die DNA-Rekombination innerhalb der Zelle stattfindet, liegt die exakte Position des Sequenzübergangs zum Patientenvirus zum Virusvektor nicht genau fest und kann von Test zu Test leicht variieren. Diese Unschärfe dürfte aber ausschließlich dann eine Rolle spielen, wenn sich genau in der Homologieregion kritische Mutationsstellen für den Virustropismus befinden.

Über PhenoScript-Env hinaus bietet Viralliance auch eine Env-Sequenzierung mit Interpretation an.

PhenX-R®-Testsystem, InPheno, Schweiz

Auch dieser Test analysiert die Replikationskompetenz von HIV: Das in diesem Fall durch positionsgenaue Ligation produzierte infektiöse Virus wird ebenfalls als DNA-Konstrukt in humane

Zellen transfiziert. Der PhenX-R®-Test (Hamy et al. 2007) macht sich zudem als einziges System die Eigenschaft des HI-Virus zunutze, dass maximale Infektionsraten und -geschwindigkeiten durch Zell-zu-Zell-Transmission des Virus (anstelle einer zellfreien Infektion) erreicht werden (Gupta et al. 1998; Li et al. 1992). Die Infektion erfolgt dabei in Gegenwart des untersuchten Inhibitors; als Zielzellen werden in paralleler Infektion mit demselben Material a) CCR5- und b) CXCR4-exprimierende Beta-Gal-Reporter Zellen verwendet. InPheno gibt an, dass durch optimierte Assaybedingungen 3–4 Virusreplikationszyklen innerhalb von 4 Tagen erzielt werden. Dadurch wird eine deutlich erhöhte Testempfindlichkeit mit <1% für Virusminoritäten in gemischten Populationen erreicht. Das resultierende Virus kann außerdem, anders als im Trofile™-Test, direkt für weitere Untersuchungen, z. B. auf eine vorliegende Hemmstoffresistenz oder für Sequenzuntersuchungen herangezogen werden. In der Adaptation des »Sieb-Formats« des PhenX-R®-Tests wird das Virus *nach* dem ersten Test in einem nachgeschalteten Test mit einem komplementären Inhibitor inkubiert (z. B. nach dem CCR5-Antagonisten nun mit dem CXCR4-spezifischen Hemmer AMD3100). Auf diese Weise können gemischte Viruspopulationen getrennt und dualtrope Viren eindeutig dargestellt werden.

Außerdem bietet InPheno mit XTrack® ein schnelles, hybridisierungsbasiertes Diagnostiksystem an, das ihr Phänotypisierungssystem komplementiert.

Tropismustest Johnson & Johnson/Virco, Belgien

Als phänotypische Tropismusplattform bietet J&J/Virco für unterschiedliche Fragestellungen mehrere Systeme an (Rondelez et al. 2007). Wie beim Viralliance-System werden mittels homologer Rekombination Envelop-Sequenzen aus der klinischen Probe in einen replikationskompetenten Vektor eingeschleust. Nach DNA-Transfektion werden Viruspartikel hergestellt, die nach einer Korezeptor-abhängigen Infektion in Zellen mit bekannter Korezeptor-Expression (entweder CXCR4 oder CCR5) direkt für einen Reporter-Readout sorgen. Virco bietet mehrere Kassetten mit unterschiedlichen Fragmentlängen für die auszutauschende Envelop-Sequenz an.

In diesem System ersetzt ein GFP-Reportergen im Virusvektor das nef-Gen von HIV und wird dadurch mitsamt dem Virus in die infizierte Wirtszelle gebracht. Auf diese Weise ist die Virusproduktion in der infizierten Zelle stets direkt proportional zum in der Zelle gemessenen GFP-Signal. Außerdem ist das System flexibel für den Einsatz in unterschiedlichen Zellen, da sie nicht auf die Gegenwart eines zellgebundenen Reporters angewiesen sind.

Virco bietet außerdem ein System zur Populationssequenzierung und Tropismusvoraussage an.

Weitere Tropismustests in Entwicklung

In Deutschland wird derzeit in Kooperation von Instituten an den Universitätskliniken in Köln und Erlangen ein weiterer funktioneller Tropismustest entwickelt. Dieser hat, ähnlich wie der Trofile-Test, zum Ziel, grundsätzlich für Laboratorien einer niedrigeren Sicherheitsstufe verfügbar zu sein, um so ein funktionelles Testen auf breiter Basis zu ermöglichen.

Das Testprinzip verzichtet ganz auf die Generierung rekombinanter Viren und beschränkt sich auf die Expression des Hüllproteins auf der Oberfläche eukaryotischer Zellen. Wie das Virus auch, können nun die Membranen der so modifizierten Zellen mit anderen Zellen fusionieren, wenn diese den entsprechenden Korezeptor exprimieren. Im Gegensatz zum Trofile-Test werden hier aber zwei Zelllinien verwendet, von denen eine allein CCR5 und die andere zugleich CCR5 *und* CXCR4 exprimiert. Da auf der Zelle, die beide Korezptoren exprimiert, in Gegenwart eines Korezeptor-Inhibitors dual-trope Viren problemlos den anderen Korezeptor nutzen können, bei gemischten Virusproben mit beiden Tropismus aber nur der Anteil mit dem jeweils ungeblockten Korezeptor, sollte bei entsprechend austariertem System eine Unterscheidung möglich werden.

Die Empfindlichkeit des Testsystems wird derzeit für CXCR4-trope Varianten mit 1% angegeben. Genaue Werte werden mit dem Abschluss der Validierung verfügbar.

Resistenztestung für Korezeptor-Antagonisten

Prinzipiell sind die oben beschriebenen Systeme geeignet, auch eine mutationsbedingte Therapieresistenz zu erfassen und darzustellen. Bislang sind jedoch relevante Cut-off-Werte nicht definiert. Auch über die natürliche Streuung der IC_{50}-Konzentrationen für klinische Virusvarianten und für HIV-Subtypen liegen nur begrenzte Informationen vor. Daher ist es problematisch, einen viralen Tropismuswechsel von einer echten viralen Therapieresistenz zu unterscheiden, zumal sich Mutationen zugleich auch auf die Fusionskapazität und Replikation des betroffenen Virus auswirken können. Es ist damit zu rechnen, dass mit der Einführung der Korezeptor-Antagonisten auch der Resistenzaspekt an Bedeutung gewinnen wird. Resistenzen müssen dann von spontanen Mutationen oder auch vom inhibitorinduzierten Tropismuswechsel abgegrenzt werden. Letztere wurden in vitro bereits nachgewiesen (Marozsan et al. 2005), indem z.B. die neue Virusvariante in vitro anstatt auf den CCR5-Antagonisten neu auf den CXCR4-Referenzhemmer anspricht; im Fall einer echten Resistenz ist dies nicht der Fall, wobei aber zugleich ein Ansprechen auf den CCR5-Hemmer verloren geht.

Ausblick: Phänotypisierung in der Klinik

Alle rekombinanten Phänotypisierungssteme beschränken sich auf die funktionelle Analyse einer unterschiedlich langen Envelop-Region aus dem Probenmaterial. Künftige Entwicklungen werden zeigen müssen, welche Rolle auch Virusdeterminanten aus anderen Regionen des viralen Genoms spielen, die ggf. in solchen Tests erfasst werden müssen.

Gegenwärtig ist die klinische Erfahrung mit Korezeptor-Antagonisten noch zu begrenzt, um den Voraussagewert der Phänotypisierung abschließend beurteilen zu können: Erst eine Korrelation (oder eben nicht) mit dem klinischen Verlauf wird etablieren können, welche Testempfindlichkeit notwendig und welche Detektionsgrenzen klinisch relevant sind. Bis dahin dienen die angebotenen Testsysteme als Entscheidungshilfen für einen Therapiebeginn, und longitudinale Folgestudien werden helfen, die Stabilität von Viruspopulationen und einen möglichen Einfluss unterschiedlicher Therapieschemata und anderer Parameter einzuschätzen. So sprachen in den klinischen Studien MOTIVATE 1 und -2 (Gulick et al. 2007) auch Patienten, bei denen bereits bei Therapiebeginn CXCR4-trope HIV-Varianten nachweisbar waren, mit einen deutlichen CD4-Anstieg auf die Maraviroc-Therapie an (Mayer et al. 2006), was mit dem CCR5-spezifischen Inhibitorkonzept nicht unmittelbar erklärt werden kann.

Bis heute ist nicht geklärt, welche Rolle außer dem peripheren Blut andere Körperkompartimente spielen. Diskordanzen zum Plasmawert geben allerdings bereits klinische Hinweise darauf, dass neben der Peripherie auch andere Orte (z. B. CSF, Genitaltrakt) für eine Bestimmung des HIV-Tropismus relevant sein könnten (Spudich et al. 2005).

Die rasante Entwicklung neuer Hemmstoffe, das Erschließen neuer Hemmstoffklassen und eine Vielzahl sich ergebender neuer Forschungsfragen mögen deutlich machen, dass ein Bedarf für sensitive Phänotypisierungsmethoden besteht. Sie werden es sein, die eine Validierung einfacherer genotypbasierter Testmethoden ermöglichen, und es ist wahrscheinlich, dass sich mit der Zeit auch im Feld der Korezeptor-Antagonisten ein Gleichgewicht einstellen wird zwischen dem Einsatz kostengünstiger, sequenzbasierter Standardmethoden für die Erstanalyse und der aufwendigeren Bestimmung viraler Phänotypen in Sonderfällen.

Literatur

Cocchi F, DeVico AL, Garzino-Demo A, et al. Identification of RANTES, MIP-1 alpha, and MIP-1 beta as the major HIV-suppressive factors produced by CD8+ T cells. Science 1995; 270:1811–1815

Foeglein A, Walter H. Determination of HIV-1 co-receptor tropism in clinical practice. Eur J Med Res 2007; 12:473–482

Gulick RM, van der Ryst E, Lampiris H, et al. Efficacy and safety of once-daily (QD) compared with twice-daily (BID) maraviroc plus optimized background therapy (OBT) in treatment-experienced patients infected with CCR5-tropic HIV-1: 24 week combined analysis of the MOTIVATE 1 and 2 studies. 4th Conference on HIV Pathogenesis, Treatment and Prevention, Sydney 2007; Abstr.WEBPEB115LB

Gupta P, Balachandran R, Ho M, et al. Cell-to-cell transmission of human immunodeficiency virus type 1 in the presence of azidothymidine and neutralizing antibody. J Virol 1989; 63:2361–2365

Hamy F, Vidal V, Hubert S, et al. Hybridization-based assay and replicative phenotyping as diagnostic platform for determination of co-receptor tropism. 5th EHDRW, Cascais, Portugal, 3/28-30, 2007; Abstr 60

Lava E, Kolson DL, Ulrich AM, et al. Chemokine receptors in the human brain and their relationship to HIV infection. J NeuroVirology 1998; 4:301–311

Li P, Burrell CJ. Synthesis of human immunodeficiency virus DNA in a cell-to-cell transmission model. AIDS Res Hum Retrovirus 1992; 8:253–259

Marozsan AJ, Kuhmann SE, Morgan T, et al. Generation and properties of a human immunodeficiency virus type 1 isolate resistant to the small molecule ccr5 inhibitor sch-417690 (sch-D). Virology 2005; 338:182–199

Mayer H, van der Ryst E, Saag M, et al. Safety and efficacy of maraviroc, a novel CCR5 antagonist, when used in combination with optimized background therapy for the treatment of antiretroviral-experienced subjects infected with dual/mixed-tropic HIV-1: 24-week results of a phase 2b exploratory trial. XVI IAC, Toronto; 2006; Abstr ThLB0215

Petropoulos C, Limoli K, Whitcomb J, et al. Validation studies defining the performance of Monogram's HIV coreceptor tropism assay, Trofile. 5th EHDRW, Cascais, Portugal, 3/28-30 2007; Abstr 57

Rondelez E, Van Eygen V, Van Baelen K, et al. New quantitative and qualitative platform to test co-receptor usage of HIV-1 strains. 5th EHDRW, Cascais, Portugal, 3/28-30, 2007; Abstr 58

Roulet V, Rochas S, Labernardiere J, et al. HIV-1 Phenoscript Env: A sensitive assays for the detection of HIV minority species and determination of B and non-B subtypes viral tropism. 5th EHDRW, Cascais, Portugal, 3/28-30, 2007; Abstr 59

Sharon M, Kessler N, Levy R, et al. Alternative Conformations of HIV-1 V3 Loops Mimic Hairpins in Chemokines, Suggesting a Mechanism for Coreceptor Selectivity. Structure 2003; 11:225–236

Spudich SS, Huang W, Nilsson AC, et al. HIV-1 chemokine coreceptor utilization in paired cerebrrospinal fluid and plasma samples: a survey of subjects with viremia. J Infect Dis. 2005; 191:890–898

Maraviroc Discovery and Resistance: Current Understanding and Future Considerations

Mike Westby and Manos Perros

Maraviroc (Celsentri™) is a CCR5 antagonist that has recently been approved for use in treatment-experienced patients infected with CCR5-tropic HIV-1 (virus that uses the CCR5 co-receptor exclusively for cell entry). This new oral anti-HIV drug is currently unique in that it targets a host rather than a viral protein. CCR5 is a member of the 7-transmembrane g-protein coupled receptor (GPCR) protein superfamily. GPCR have historically proved successful drug targets for the pharmaceutical industry in the design of orally delivered small molecules. The fact maraviroc binds to the viral co-receptor rather than the virus itself also has some interesting consequences when it comes to the study of virus drug resistance.

Targeting the HIV Entry Process

The possibility of targeting CCR5 and/or CXCR4 arose following work in the mid 1990's which identified these proteins as essential co-receptors for HIV-1 entry (Berson et al. 1996; Deng et al. 1996; Doranz et al. 1996; Feng et al. 1996). Strikingly, individuals homozygous for a 32 base pair mutation in their CCR5 gene (CCR5-Δ32) were found to express no CCR5 receptors on their cell surface and were profoundly resistant to HIV-1 infection (Liu et al. 1996; Huang et al. 1996; Samson et al. 1996; Dean et al. 1996). These individuals also gave some confidence in safety for the development of a CCR5 antagonist since there is no overt phenotype associated with CCR5-Δ32 homozygosity (Samson et al. 1996). In contrast, CXCR4 appears to be essential for a number of important body functions, and mice lacking CXCR4 die *in utero* with multiple developmental defects (Tachibana et al. 1998).

A decade later and the CCR5 antagonist drug class includes a number of investigational agents at various stages of clinical development (◻ Table 6.1). The most advanced of these is maraviroc (Celsentri™), which in the autumn of 2007 received approval in Europe for treatment experienced patients infected with CCR5-tropic HIV-1.

Discovery of Maraviroc

Work began at Pfizer Sandwich Laboratories (Kent, UK) in 1996, shortly after the identification of CCR5 as an important co-receptor for HIV-1 entry *in vivo*. Enthusiasm for this approach was fuelled not only by the natural resistance to HIV-1 infection of the CCR5-Δ32 homozygotes (people who carry two copies of a non-functional CCR5 gene) (Liu et al. 1996)

6

▣ **Tab. 6.1.** CCR5 Antagonists in Clinical Development

Name Generic	Company/ Institution	Dose/Phase	Comments and potential side effects
Maraviroc (Celsentri™)	Pfizer	300 mg BID equivalent Approved by EMEA and FDA	Orally administered, small molecule CCR5 antagonist. Approval based on demonstrating significantly greater virologic and immunologic efficacy and a similar safety profile, when combined with optimized background therapy (OBT), compared with OBT alone, in treatment-experienced patients with R5 HIV-1.
Vicriviroc (SCH-D)	Schering	30 mg QD Phase III (recruiting)[1]	Orally administered, small molecule CCR5 antagonist. Demonstrated potent virologic suppression through 24 weeks when added to a failing regimen in a phase II dose-ranging study.[2] Uncertain relationship to malignancy. Phase II restarted in treatment-naive patients following earlier discontinuation.
IN-CB009471	Incyte	200 mg QD Phase IIa	Orally administered, small molecule CCR5 antagonist. Demonstrated potent virologic suppression through 14 days of monotherapy. Long viral suppression time consistent with drug's long plasma half-life. No serious AEs and no discontinuations.[3]
HGS004 (mAb004)	Human Genome Sciences	Phase I/II	Fully human anti-CCR5 monoclonal antibody. Well tolerated following administration of a single IV dose up to 40 mg/kg. Antiviral activity (>1.0 log reduction in viral load) observed at doses ≥8 mg/kg. No clinically significant laboratory abnormalities. Two treatment-related moderately severe AEs of transient infusion-related urticarial rash were observed in the 2 mg/kg treatment cohort.[4]
PRO-140	Progenics	Phase I/II	Humanized anti-CCR5 monoclonal antibody. Broadly inhibits R5 HIV-1 isolates *in vitro*, including multidrug-resistant virus, at concentrations that do not block CCR5's natural activity. Significant antiviral synergy has been observed with the small molecule CCR5 antagonists maraviroc, vicriviroc and TAK-779.[5] A phase 1b study, exploring single IV dose (0.5, 2, or 5 mg/kg) in HIV-1 infected individuals, showed a average maximum decrease of viral load of 1.83 log10 at 5 mg/kg dose.[6]
TAK-652	Takeda	Phase I	Orally bioavailable, small molecule CCR2b/CCR5 antagonist. Potent inhibition of R5 HIV-1 activity *in vitro* at nanomolar concentrations. Single oral administration (25 to 100 mg solution) was well tolerated in HIV-negative volunteers.[7]

[1] Studies P04889 and P04405 recruiting – as of autumn 2007. Source: http://clinicaltrials.gov
[2] Gulick R, Su Z, Flexner C. ACTG 5211: phase II study of the safety and efficacy of vicriviroc in HIV-infected treatment-experienced subjects. XVI International AIDS Conference. Toronto; 2006; Abstract THLB0217
[3] Cohen C, DeJesus E, Mills A, et al. Potent antiretroviral activity of the once-daily CCR5 antagonist INCB009471 over 14 days of monotherapy. 4th IAS Conference on HIV Pathogenesis, Treatment and Prevention. Sydney; 2007; Abstract TUAB106
[4] Lalezari J, Lederman M, Yadavalli G, et al. A phase 1, dose-escalation, placebo controlled study of a fully human monoclonal antibody (CCR5mAb004) against CCR5 in patients with CCR5 tropic HIV-1 infection. 46th Interscience Conference on Antimicrobial Agents and Chemotherapy. San Francisco; 2006; Abstract H-1668
[5] Murga JD, Franti M, Pevear DC, et al. Potent antiviral synergy between monoclonal antibody and small-molecule CCR5 inhibitors of human immunodeficiency virus type 1. Antimicrob Agents Chemother 2006; 50:3289–3296
[6] Saag MS, Jacobson JM, Thompson M et al. Antiviral effects and tolerability of the CCR5 monoclonal antibody PRO 140: a proof of concept study in HIV-infected individuals. 4th IAS Conference on HIV Pathogenesis, Treatment and Prevention. Sydney; 2007; Abstract WESS201
[7] Baba M, Takashima K, Miyake H. et al. TAK-652 inhibits CCR5-mediated human immunodeficiency virus type 1 infection in vitro and has favourable pharmacokinetics in humans. Antimicrob Agents Chemother 2005; 49: 4584–4591

but also because CCR5 is a member of the seven-transmembrane G protein-coupled receptor (GPCR) superfamily (Mueller and Strange 2004). This protein superfamily is the most prominent class of drug target; approximately 60% of all commercially available prescription drugs work by selective modulation of a GPCR (Gudermann et al. 1995) and new agents are constantly emerging (Gurrath 2001).

A high throughput screen was developed, which probed the ability of compounds in the Pfizer compound library to inhibit the binding of a radio-labelled chemokine MIP-1β to membranes expressing human CCR5. A similar approach, using radiolabelled natural ligands of CCR5, was pursued by scientists at Takeda, Schering and Merck (Baba et al. 1999; Strizki et al. 2001; Dorn et al. 2001). Active compounds or »hits« from this screen were selected as starting points for a comprehensive medicinal chemistry program (Wood and Armour 2005). This chemistry program not only sought to improve the antiviral activity of the lead series but also ensured the molecules had favorable pharmacokinetic (PK) and safety properties (◘ Fig. 6.1). The subtleties of this stage of drug discovery are exemplified in ◘ Fig. 6.2, which shows that the orientation of a single carbon-carbon bond can have >1000-fold impact on antiviral potency.

Compounds were characterized through multiple biological screens to more fully understand, for example, their likely *in vivo* absorption and metabolism (key pharmacokinetic attributes influencing dose), and their activity on the HERG potassium channel. HERG channels play a key role in the control of cardiac rhythm; their inhibition is the predominant cause of acquired long QTc interval prolongation. Compounds from both the Merck and Schering CCR5 antagonist discovery programs showed significant HERG activity (Este 2002; Shu et al. 2004) and findings of QTc prolongation in the clinic stopped further development of SCH-C in Spring 2001 (Este 2002). Potassium channel activity was measured in the Pfizer discovery program as the percentage inhibition of tritium-labelled dofetilide binding to HERG stably expressed on HEK-293 cells at 300 nM or at an at least 100-fold multiple of the antiviral 90% inhibitory concentration (IC_{90}) (Wood and Armour 2005).

Two years and approximately one thousand analogues later, UK-427,857 (maraviroc) was nominated as a suitable clinical candidate for the treatment of HIV-1 infection.

Maraviroc: a Potent and Selective Inhibitor of CCR5-Tropic HIV-1

Consistent with its mechanism of action, maraviroc selectively inhibits replication of CCR5-tropic viruses. It has no activity against CXCR4-tropic or dual-tropic viruses (viruses which can use either CCR5 or CXCR4 for cell entry). Since the HIV-1 envelope is a highly variable protein, large panels of HIV-1 primary isolates of different clade and wide geographic origin were tested for their susceptibility to maraviroc (Dorr et al. 2005). Maraviroc inhibited replication of 43 CCR5-tropic primary isolates in peripheral blood cell mononuclear cell (PBMC) cultures with a mean IC_{90} of 2nM. Maraviroc also inhibited a panel of 200 envelope-pseudotyped viruses which comprised virus derived from treatment naïve and treatment-experienced patients (◘ Fig. 6.3). Further *in vitro* studies were conducted to examine the antiviral activity of maraviroc in combination with licensed antiretrovirals representing other drug classes (Dorr et al. 2005). Maraviroc was not antagonistic in combinations with reverse transcriptase inhibitors, protease inhibitors or enfuvirtide, supporting its use in multi-drug regimens in patients.

Collectively these data increased the confidence that maraviroc would be able to effectively inhibit virus replication in patients infected with CCR5-tropic HIV-1, regardless of their antiretroviral treatment experience or viral clade.

6

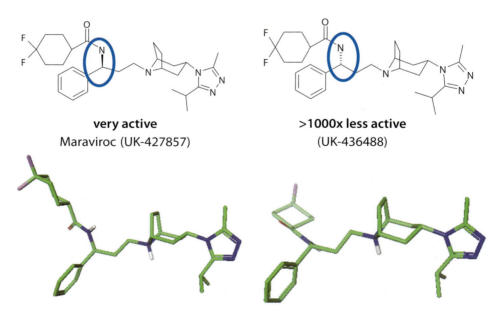

Fig. 6.1. From chemical lead to clinical candidate. The lead compound (UK-107,543) was a potent chemokine antagonist but had no measurable antiviral activity. A large chemistry program was initiated, supported by numerous biological screens to assess the efficacy, pharmacokinetics and safety of analogue compounds. The flow diagram shows representative compounds (with key chemical groups highlighted in blue) which mark significant activity milestones. AV_{90} = 90% inhibition in antiviral assay (bioassay for efficacy); P450 = liver cytochrome p450 isoenzymes that metabolise many drugs (bioassay for likely drug-drug interactions); I_{kR} = activity against the HERG potassium channel (bioassay for possible QTc prolongation); HLM = half life of compound when incubated with human liver microsomes (bioassay of metabolism)

Fig. 6.2. The subtleties of drug discovery. The orientation of a single carbon-carbon bond in two molecules that are otherwise chemically identical has >1000-fold impact on their antiviral activity

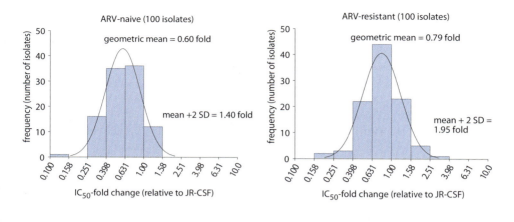

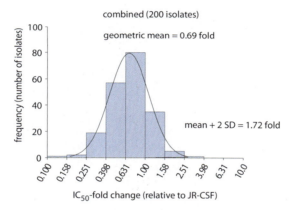

◻ **Fig. 6.3.** Spectrum of antiviral activity of maraviroc. Activity of maraviroc against a panel of 200 Env-recombinant pseudoviruses derived from clinical HIV-1, showing the *n*-fold change in IC50 relative to that of strain JR-CSF for envelopes derived from normal and drug-resistant strains. (Reproduced from Dorr et al. 2005)

Maraviroc Binds Into the Trans-Membrane Region of CCR5

One of the most common questions in considering the mechanism of action of maraviroc is how a small molecule of approximately 500 kDa can potently block the large protein-protein interaction between the viral envelope glycoprotein (gp120) and CCR5. The answer is that all small molecule CCR5 antagonists, including maraviroc, are allosteric inhibitors (Fig. 6.4). In other words, they bind to the receptor in a trans-membrane pocket rather than at the extra-cellular surface; it is proposed that this binding stabilizes a receptor conformation that is no longer recognized by the viral envelope (Tsamis et al. 2003). This is relevant to how resistance to these inhibitors manifests itself, and will be discussed further below.

The binding site for small molecule CCR5 antagonists has been elucidated using site-directed mutants of human recombinant CCR5. These mutants are expressed (either transiently or stably) in immortalized cell lines and tested for their ability to either bind the radio-labelled compound or inhibit the compound's antagonistic function. Amino acid positions thus identified as important are highlighted on a three dimensional CCR5 structure which is modeled on bovine rhodopsin (until recently this was the only GPCR to have a high resolution X-ray crystal structure solved). Studies have been conducted on Takeda's TAK779 (Dragic et al. 2000; Maeda et al. 2006; Seibert et al. 2006) and TAK220 (Nishikawa et al. 2005), a chemical series of CCR5 antagonists from Merck (Castonguay et al. 2003), two Schering compounds (Maeda et al. 2006; Seibert et al. 2006) and GSK's discontinued compound aplaviroc (Maeda et al. 2006; Maeda et al. 2004). All compounds have an important binding interaction with a glutamate residue in the 7th trans-membrane region (E283) indicating that they bind in a similar region of CCR5. However, modeling suggests that the compounds do not appear to occupy exactly the same space (◘ Fig. 6.4), which may explain the lack of *in vitro* cross resistance obtained for maraviroc-resistant virus (Westby et al. 2007) (discussed below).

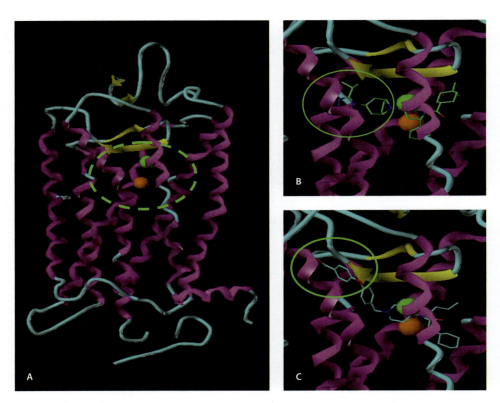

◘ **Fig. 6.4.** Model of CCR5 antagonists bound into trans-membrane region of CCR5. The 3D structure of CCR5 can be modeled using the X-ray crystal structure solved for bovine rhodopsin. In each of the three panels the receptor is orientated such that the outside of the cell is to the top and the inside of the cell is to the bottom of the figure. The 7 trans-membrane (TM) domains are shown as purple alpha-helices; the N-terminus and the extracellular loops are shown in blue and yellow towards the top; the intracellular loops and C-terminus are shown in blue at the bottom (panel A only). Shown in panel A is the proposed binding site of all small molecule CCR5 antagonists described to date (green dashed area). Two key amino acid residues are highlighted: glutamate E283 (shown in green) and tyrosine Y108 (shown in orange). Shown in panel B is the model of maraviroc bound into the receptor. Shown in panel C is the model of aplaviroc (GSK, discontinued) bound to the receptor. Whilst both maraviroc and aplaviroc are thought to bind to E283, they are predicted to occupy a different molecular space (highlighted in green, panels B and C). Figures kindly provided by Francesca Perruccio, Pfizer Sandwich Labs

Viral Escape From Maraviroc

CCR5 antagonists, including maraviroc, differ from all other antiretrovirals in that their mode of action involves binding to a host protein target rather than a viral protein. There are also two theoretical ways by which CCR5 virus might escape from a CCR5 antagonist:

- selection for virus that uses CXCR4, either through
  - *de novo* acquisition of mutations in the viral envelope allowing the utilization of the CXCR4 co-receptor (true co-receptor »switch«), or
  - expansion of a pre-existing (minor) population of CXCR4-using variants, which is not detected before introduction of the CCR5 antagonist;
- selection for virus that continues to use CCR5, either through
  - increased affinity of the virus envelope for unbound CCR5 molecules, or
  - ability of the virus envelope to use compound-occupied receptors for entry.

Each of these possible ways of viral escape has been extensively investigated during the development of maraviroc.

Selection for Virus That Uses CXCR4 for Entry

Serial viral passage data suggests true co-receptor »switch« of a CCR5-tropic virus to one that can use CXCR4 for entry may not be common (Baba et al. 2006; Maeda et al. 2004; Trkola et al. 2002). This may be because many CCR5-tropic viruses require the sequential accumulation of multiple mutations in order to change their tropism (Pastore, 2006 #298; Pastore, 2004 #126). The serial passage of 6 CCR5-tropic primary isolates and one lab adapted strain (Ba-L) through PBMC in the presence of increasing concentrations of maraviroc, did not select for virus that used CXCR4 for entry (Westby et al. 2007). For one isolate, SF162, a change in co-receptor usage was observed during the experiment, but this occurred simultaneously in the maraviroc and drug-free passage control arms, indicating that the culture conditions (rather than maraviroc *per se*) selected for the change. SF162 has been shown by others to switch tropism upon serial passage (Harrowe et al. 1995; Dejucq et al. 2000) and it may therefore represent an atypical rather than a representative CCR5-tropic isolate.

In support of this, the apparent emergence of CXCR4-using virus in some individuals during short-term monotherapy with a CCR5 antagonist appears to result from outgrowth or »unmasking« of pre-existing minority CXCR4-using populations (Westby et al. 2006; Kitrinos et al. 2005). More recently, virus clones have been studied in pre-treatment and on-treatment samples from 20 anti-retroviral treatment-experienced patients, in whom there was an apparent change in viral co-receptor usage (Lewis et al. 2007). These patients were enrolled in the Phase 3 clinical studies comparing the safety and efficacy of maraviroc in combination with optimized background therapy (OBT) to placebo + OBT (MOTIVATE-1 and MOTIVATE-2). An extensive clonal analysis (comprising tropism and sequence determination of 250 envelope clones per patient) identified two patterns of response. For some patients CXCR4-using clones were identified at a low frequency in the baseline sample that were genetically very similar to the CXCR4-using virus detected on-treatment. In other cases the on-treatment CXCR4-using virus was genetically so distinct from the CCR5-tropic virus at baseline (for example there were 7-17 amino acid differences in their V3 loops alone) that emergence of a pre-treatment CXCR4-using virus (present at baseline but not detected) was by far the most likely explanation.

Selection for Virus That Uses CCR5 But Is Resistant to Maraviroc

Some degree of resistance with continued CCR5 use is possible if viruses develop an increased affinity for unbound CCR5 molecules, characterized phenotypically by a classical shift in IC_{50} (Maeda et al. 2000). However, growing *in vitro* evidence identifies an alternative pathway to resistance for CCR5 antagonists that is characterized by dose–response curves with plateaus at <100% maximal inhibition (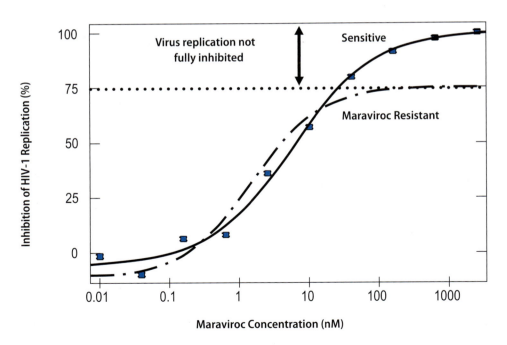 Fig. 6.5). This phenotype is consistent with the ability of the resistant viruses to use inhibitor-receptor complexes for viral entry (❑ Fig. 6.6) (Westby et al. 2007; Pugach et al. 2007).

Maraviroc-resistant virus was not selected during prolonged serial passage of the lab adapted strain Ba-L or 3 clade B primary isolates of Brazilian origin, suggesting that there was a high genetic barrier to maraviroc resistance under the conditions used (Westby et al. 2007). A similar finding was reported with the discontinued CCR5 antagonist aplaviroc (GW873140) where no detectable resistance was observed after 45 passages of Ba-L through PM1 cells (Maeda et al. 2004). Resistant viruses were specifically selected from two primary isolates (strains CC1/85 and RU570) following their serial passage through PBL in the presence of increasing maraviroc concentrations. The primary isolate, CC1/85, has also been used in serial passage experiments to select for resistance to Schering compounds (Trkola et al. 2002; Marozsan et al. 2005). Site-directed mutagenesis of the gp120 envelope from maraviroc-resistant virus confirmed that amino acid mutations in the 3rd variable loop (V3) conferred

❑ **Fig. 6.5.** Plateaus in dose response curves <100% inhibition are a phenotypic marker of maraviroc resistance. Maraviroc-sensitive CCR5-tropic HIV-1 viruses display a classical sigmoidal dose response inhibition curve, but maraviroc-resistant virus cannot be fully inhibited even at high drug concentrations. (Adapted from Westby et al. 2007)

the resistant phenotype. However, the gp120 mutations selected in the maraviroc-resistant variants of strains CC1/85 and RU570 were different, which suggests that there are multiple genetic pathways to resistance.

Data is now emerging for patients who fail antiretroviral regimens containing maraviroc. Whilst it is still early days, plateaus in dose response curves (rather than shifts in IC_{50}) appear to be the phenotypic marker of maraviroc resistance *in vivo*, consistent with the findings from the serial passage experiments (Mori et al. 2007). Furthermore, the gp120 mutations selected in vivo appear to be clustered in the V3 loop but differ between patients. Other groups have described similar results for patients failing vicriviroc (Tsibris et al. 2007).

Maraviroc-Resistant Viruses Remain Sensitive to Other CCR5 Antagonists

As with any new class of antiretrovirals, an important question is whether resistance to one CCR5 antagonist will result in cross-resistance to the whole drug class (»class resistance«). Cross resistance to the Schering compounds, AD101, Schering-C and vicriviroc (Schering-D), has been described following serial passage (Trkola et al. 2002; Marozsan et al. 2005). In con-

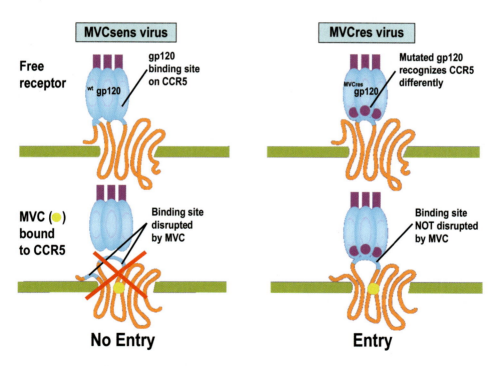

Fig. 6.6. A model of resistance to maraviroc. CCR5 antagonists, such as maraviroc (MVC), are non-competitive allosteric inhibitors of HIV-1 entry. Instead of directly blocking the interaction between CCR5 and gp120, they bind to a pocket in the trans-membrane region of CCR5, stabilizing receptor conformations that are not recognized by gp120 from maraviroc-sensitive (MVCsens) viruses. Maraviroc-resistant (MVCres) viruses are able to recognize free receptors as well as maraviroc-bound receptors and therefore can no longer be fully inhibited even at high compound concentrations

trast, virus resistant to the Takeda lead compound, TAK-652, appeared to retain sensitivity to another Takeda CCR5 antagonist, TAK220 (Baba et al. 2006). Similarly, virus selected by serial passage that was highly resistant to maraviroc remained sensitive to other CCR5 antagonists (Westby et al. 2007). This is consistent with the receptor binding site model of CCR5 antagonists described earlier, which suggests that the lead compounds occupy the trans-membrane pocket in a different way (see ◘ Fig. 6.4). It is likely therefore, that although the resistant virus is able to recognize the CCR5 confirmation stabilized by maraviroc, it remains unable to recognize the receptor when another CCR5 antagonist is bound. Whether this holds true in patients remains to be seen, but at least it offers some hope that class resistance will not be inevitable for this new drug class of antiretrovirals.

Focus for Future Work

As resistance to maraviroc emerges in the clinic it will be important to understand the relationship between viral resistance and viral fitness. Virus selected by serial passage *in vitro* that was resistant a Schering CCR5 antagonist appears to maintain wild type replicative fitness (Anastassopoulou et al. 2007). This would suggest that the viral envelope can tolerate changes in its co-receptor binding region without impacting on its ability to replicate. However, the situation *in vivo* may be somewhat more complex. For example, the host immune system plays an important role in constraining changes in and around the envelope co-receptor binding site (McCaffrey et al. 2004; Polzer et al. 2002; Clevestig et al. 2006; Pastore et al. 2004). Emerging data from small numbers of patients which exhibit phenotypic resistance to maraviroc or vicriviroc at treatment failure, suggests a fitness advantage of wild-type over resistant virus once the CCR5 antagonist is withdrawn from the regimen (Tsibris et al. 2007, and Westby, unpublished observations). Further investigation in larger cohorts is warranted.

Acknowledgements

The Pfizer team which has been involved in the discovery and clinical development of maraviroc is far too numerous to list individually. We would like to recognize the efforts of the virology team whose combined efforts are the focus of the resistance work described above (Marilyn Lewis, Malcolm Macartney, Michael Mosley, Julie Mori, Paul Simpson and Caroline Smith-Burchnell). We would also like to acknowledge the many investigators and patients who are participating in the ongoing maraviroc clinical trials.

References

Anastassopoulou CG, Marozsan AJ, Matet A, et al. Escape of HIV-1 from a small molecule CCR5 inhibitor is not associated with a fitness loss. PLoS Pathog 2007; 3:e79

Baba M, Nishimura O, Kanzaki N, et al. A small-molecule, nonpeptide CCR5 antagonist with highly potent and selective anti-HIV-1 activity. Proc Natl Acad Sci USA 1999; 96:5698–5703

Baba M, Miyake H, Wang X, Okamotoand M, Takashima K. Isolation and characterization of human immunodeficiency virus type 1 resistant to the small-molecule CCR5 antagonist TAK-652. Antimicrob Agents Chemother 2007; 51:707–715

Berson JF, Long D, Doranz BJ, Rucker J, Jirik FR, Doms RW. A seven-transmembrane domain receptor involved in fusion and entry of T-cell-tropic human immunodeficiency virus type 1 strains. J Virol 1996; 70:6288–6295

Castonguay LA, Weng Y, Adolfsen W, et al. Binding of 2-aryl-4-(piperidin-1-yl)butanamines and 1,3,4-trisubstituted pyrrolidines to human CCR5: a molecular modeling-guided mutagenesis study of the binding pocket. Biochemistry 2003; 42:1544–1550

Clevestig P, Pramanik L, Leitner T, Ehrnst A. CCR5 use by human immunodeficiency virus type 1 is associated closely with the gp120 V3 loop N-linked glycosylation site. J Gen Virol 2006; 87:607–612

Dean M, Carrington M, Winkler C, et al. Genetic restriction of HIV-1 infection and progression to AIDS by a deletion allele of the CKR5 structural gene. Hemophilia Growth and Development Study, Multicenter AIDS Cohort Study, Multicenter Hemophilia Cohort Study, San Francisco City Cohort, ALIVE Study. Science 1996; 273:1856–1862

Dejucq N, Simmons G, Clapham PR. T-cell line adaptation of human immunodeficiency virus type 1 strain SF162: effects on envelope, vpu and macrophage-tropism. J Gen Virol 2000; 81:2899–2904

Deng H, Liu R, Ellmeier W, et al. Identification of a major co-receptor for primary isolates of HIV-1. Nature 1996; 381:661–666

Doranz BJ, Rucker J, Yi Y, et al. A dual-tropic primary HIV-1 isolate that uses fusin and the beta-chemokine receptors CKR-5, CKR-3, and CKR-2b as fusion cofactors. Cell 1996; 85:1149–1158

Dorn CP, Finke PE, Oates B, et al. Antagonists of the human CCR5 receptor as anti-HIV-1 agents. part 1: discovery and initial structure-activity relationships for 1 -amino-2-phenyl-4-(piperidin-1-yl)butanes. Bioorg Med Chem Lett 2001; 11:259–264

Dorr P, Westby M, Dobbs S, et al. Maraviroc (UK-427,857), a potent, orally bioavailable, and selective small-molecule inhibitor of chemokine receptor CCR5 with broad-spectrum anti-human immunodeficiency virus type 1 activity. Antimicrob Agents Chemother 2005; 49:4721–4732

Dragic T, Trkola A, Thompson DA, et al. A binding pocket for a small molecule inhibitor of HIV-1 entry within the transmembrane helices of CCR5. Proc Natl Acad Sci USA 2000; 97:5639–5644

Este JA. Sch-351125 and Sch-350634. Curr Opin Invest Drugs [Review] 2002; 3:379–383

Feng Y, Broder CC, Kennedy PE, Berger EA. HIV-1 entry cofactor: functional cDNA cloning of a seven-transmembrane, G protein-coupled receptor. Science 1996; 272:872–877

Gudermann T, Nurnberg B, Schultz G. Receptors and G proteins as primary components of transmembrane signal transduction. Part 1. G-protein-coupled receptors: structure and function. J Mol Med 1995; 73:51–63

Gurrath M. Peptide-binding G protein-coupled receptors: new opportunities for drug design. Curr Med Chem 2001; 8:1605–1648

Harrowe G, Cheng-Mayer C. Amino acid substitutions in the V3 loop are responsible for adaptation to growth in transformed T-cell lines of a primary human immunodeficiency virus type 1. Virology 1995; 210:490–494

Huang Y, Paxton WA, Wolinsky SM, et al. The role of a mutant CCR5 allele in HIV-1 transmission and disease progression. Nat Med 1996; 2:1240–1243

Kitrinos K, Labranche C, Stanhope M, Madsen H, Demarest J. Clonal analysis detects pre-existing R5X4-tropic virus in patient demonstrating population-level tropism switch on 873140 monotherapy. Antiviral Ther 2005; 10:S68

Lewis M, Simpson P, Fransen S, et al. CXCR4-using virus detected in patients receiving maraviroc in the phase III studies MOTIVATE 1 and 2 originates from a pre-existing minority of CXCR4-using virus. Antiviral Ther 2007; 12:S65

Liu R, Paxton WA, Choe S, et al. Homozygous defect in HIV-1 coreceptor accounts for resistance of some multiply-exposed individuals to HIV-1 infection. Cell 1996; 86:367–377

Maeda Y, Foda M, Matsushita S, Harada S. Involvement of both the V2 and V3 regions of the CCR5-tropic human immunodeficiency virus type 1 envelope in reduced sensitivity to macrophage inflammatory protein 1alpha. J Virol 2000; 74:1787–1793

Maeda K, Nakata H, Koh Y, et al. Spirodiketopiperazine-based CCR5 inhibitor which preserves CC-chemokine/CCR5 interactions and exerts potent activity against R5 human immunodeficiency virus type 1 in vitro. J Virol 2004a; 78:8654-8662

Maeda K, Ogata H, Harada S, et al. Determination of binding sites of a unique CCR5 inhibitor AK602 on human CCR5. 11th Conference on Retroviruses and Opportunistic Infections, 2004b

Maeda K, Das D, Ogata-Aoki H, et al. Structural and molecular interactions of CCR5 inhibitors with CCR5. J Biol Chem 2006; 281:12688–12698

Marozsan AJ, Kuhmann SE, Morgan T, et al. Generation and properties of a human immunodeficiency virus type 1 isolate resistant to the small molecule CCR5 inhibitor, SCH-417690 (SCH-D). Virology 2005; 338:182–199

McCaffrey RA, Saunders C, Hensel M, Stamatatos L. N-linked glycosylation of the V3 loop and the immunologically silent face of gp120 protects human immunodeficiency virus type 1 SF162 from neutralization by anti-gp120 and anti-gp41 antibodies. J Virol 2004; 78:3279–3295

Mori J, Mosley M, Lewis M, et al. Characterization of maraviroc resistance in patients failing treatment with CCR5-tropic virus in MOTIVATE 1 and MOTIVATE 2. Antiviral Ther 2007; 12:S12

Mueller A, Strange PG. The chemokine receptor, CCR5. Int J Biochem Cell Biol 2004; 36:35–38

Nishikawa M, Takashima K, Nishi T, et al. Analysis of binding sites for the new small-molecule CCR5 antagonist TAK-220 on human CCR5. Antimicrob Agents Chemother 2005; 49):4708–4715

Pastore C, Ramos A, Mosier DE. Intrinsic obstacles to human immunodeficiency virus type 1 coreceptor switching. J Virol 2004; 78:7565–7574

Polzer S, Dittmar MT, Schmitz H, Schreiber M. The N-linked glycan g15 within the V3 loop of the HIV-1 external glycoprotein gp120 affects coreceptor usage, cellular tropism, and neutralization. Virology 2002; 304:70–80

Pugach P, Marozsan AJ, Ketas TJ, Landes EL, Moore JP, Kuhmann SE. HIV-1 clones resistant to a small molecule CCR5 inhibitor use the inhibitor-bound form of CCR5 for entry. Virology 2007; 361:212–228

Samson M, Libert F, Doranz BJ, et al. Resistance to HIV-1 infection in caucasian individuals bearing mutant alleles of the CCR-5 chemokine receptor gene. Nature. 1996; 382:722–725

Seibert C, Ying W, Gavrilov S, et al. Interaction of small molecule inhibitors of HIV-1 entry with CCR5. Virology 2006; 349:41–54

Shu M, Loebach JL, Parker KA, et al. Antagonists of human CCR5 receptor containing 4-(pyrazolyl)piperidine side chains. Part 3: SAR studies on the benzylpyrazole segment. Bioorg Med Chem Lett 2004; 14:947–952

Strizki JM, Xu S, Wagner NE, et al. SCH-C (SCH 351125), an orally bioavailable, small molecule antagonist of the chemokine receptor CCR5, is a potent inhibitor of HIV-1 infection in vitro and in vivo. Proc Natl Acad Sci USA 2001; 98:12718–12723

Tachibana K, Hirota S, Iizasa H, et al. The chemokine receptor CXCR4 is essential for vascularization of the gastrointestinal tract. Nature 1998; 393:591–594

Trkola A, Kuhmann SE, Strizki JM, et al. HIV-1 escape from a small molecule, CCR5-specific entry inhibitor does not involve CXCR4 use. Proc Nat Acad Sci USA 2002; 99:395–400

Tsamis F, Gavrilov S, Kajumo F, et al. Analysis of the mechanism by which the small-molecule CCR5 antagonists SCH-351125 and SCH-350581 inhibit human immunodeficiency virus type 1 entry. J Virol 2003; 77:5201–5208

Tsibris AMN, Gulick RM, Su Z, et al. In vivo emergence of HIV-1 resistance to the CCR5 antagonist vicriviroc: findings from ACTG A5211. Antiviral Ther 2007; 12:S15

Westby M, Lewis M, Whitcomb J, et al. Emergence of CXCR4-using human immunodeficiency virus type 1 (HIV-1) variants in a minority of HIV-1-infected patients following treatment with the CCR5 antagonist maraviroc is from a pretreatment CXCR4-using virus reservoir. J Virol 2006; 80:4909–4920

Westby M, Smith-Burchnell C, Mori J, et al. Reduced maximal inhibition in phenotypic susceptibility assays indicates that viral strains resistant to the CCR5 antagonist maraviroc utilize inhibitor-bound receptor for entry. J Virol 2007; 81:2359–2371

Wood A, Armour D. The discovery of the CCR5 receptor Antagonist, UK-427,857, A new agent for the treatment of HIV infection and AIDS. Prog Med Chem 2005; 43:239–271

III

**Teil III   Aktueller Sachstand
und zukünftiges Potential**

VIRIP: Ein natürlicher HIV-Hemmstoff mit einem neuartigen Wirkmechanismus

Jan Münch und Frank Kirchhoff

Einleitung

Es ist seit langem bekannt, dass eine Reihe von körpereigenen Verbindungen die Vermehrung von HIV – zumindest teilweise – unterdrücken kann. Beispielsweise führte die Entdeckung, dass Chemokine die Korezeptoren von HIV binden und dadurch die virale Infektion verhindern, zur Entwicklung einer ganzen Reihe von neuen Inhibitoren, die verschiedene Schritte des Eintritts von HIV in die Wirtszelle blockieren (Moore u. Stevenson 2000; Ray u. Doms 2006). Häufig erwies es sich allerdings als schwierig, antivirale Verbindungen in menschlichen Geweben und Körperflüssigkeiten aufzureinigen und zu charakterisieren. So ist auch 20 Jahre nach der Erstbeschreibung unklar, welcher antivirale Faktor von CD8+-T Zellen sekretiert wird (Walker et al. 1986), obwohl bei der Suche danach zahlreiche andere antivirale Verbindungen entdeckt wurden (Levy 2003). Wesentliche Hindernisse bei der Charakterisierung körpereigener antiviraler Substanzen sind die sehr begrenzten Mengen an menschlichem Untersuchungsmaterial und das Fehlen von standardisierten Methoden zur Aufreinigung der Inhibitoren.

Die Arbeitsgruppe von Prof. Wolf-Georg Forssmann (Hannover) hat in den letzten Jahren innovative Methoden etabliert, die diese Probleme größtenteils lösen und es erlauben, bioaktive Proteine und Peptide aus großen Mengen an menschlichen Geweben oder Körperflüssigkeiten zu isolieren. Beispielsweise fällt Hämofiltrat (HF) bei der Blutdialyse von Patienten mit Nierenversagen in Mengen von mehreren tausend Litern an. Prof. Forssmann und seine Mitarbeiter haben standardisierte Verfahren entwickelt, um daraus bioaktive Peptide zu isolieren, die zur Entwicklung neuer Therapeutika gegen verschiedenste Erkrankungen benutzt werden können (Forssmann et al. 1992; Schulz-Knappe et al. 1996). Diese aus Hämofiltrat abgeleiteten Peptidbibliotheken enthalten im Wesentlichen alle kleineren Eiweißverbindungen, die im menschlichen Blut zirkulieren, in partiell aufgereinigter und stark konzentrierter Form (Schulz-Knappe et al. 1997). Bemerkenswerterweise belegen aktuelle Untersuchungen, dass HF-Peptidbanken eine enorme Komplexität aufweisen und mehr als 1 Million unterschiedliche Bruchstücke größerer Eiweiße, aber auch zahlreiche intakte Chemokine, Zytokine, Defensine und Hormone repräsentieren. Das Screening einer derartigen Peptidbank führte bereits zur Identifizierung eines neuen Chemokins, einer verkürzten Form des Hämofiltrat-CC-Chemokins, das mit ähnlicher Potenz wie RANTES an den HIV-Korezeptor CCR5 bindet und den Eintritt von CCR5-tropen Viren in die Wirtszelle verhindert (Detheux et al. 2000; Münch et al. 2002). Peptidbanken aus Körperflüssigkeiten oder Organen sind somit zur Isolierung und Charakterisierung von neuen Virusinhibitoren geeignet.

Entdeckung und Optimierung eines neuen HIV-1-Hemmstoffs

Für eine Reihe von Chemokinen, Zytokinen und Defensinen wurden supprimierende Effekte auf die HIV-Infektion und Replikation beschrieben (Levy 2003). Allerdings wurde bis vor kurzem das Vorhandensein von löslichen Faktoren im menschlichen Blut, die die virale Vermehrung beeinflussen, nie systematisch untersucht. Aus diesem Grunde war zu erwarten, dass der menschliche Körper noch zahlreiche weitere Substanzen enthält, die an der Kontrolle von HIV und möglicherweise auch anderer Krankheitserreger beteiligt sind. Da die relativen Konzentrationen der Komponenten in der HF-Peptidbank der im menschlichen Blut entsprechen, sollte das systematische Screening dieser Bibliotheken die Identifizierung der potentesten natürlichen Hemmstoffe der HIV-Replikation ermöglichen.

Die Untersuchung von 322 Fraktionen führte zur Identifizierung einer Fraktion, die HIV-1 wirksam blockierte, ohne die Wirtszellen zu schädigen. Mittels massenspektroskopischer und chromatographischer Methoden konnte aus diesem Peptidgemisch ein natürlich vorkommendes 20 Aminosäurereste umfassendes Fragment von alpha-1-Antitrypsin (α1-AT) aufgereinigt werden (Münch et al. 2007). Dieses Eiweiß wird hauptsächlich von der Leber produziert, zirkuliert in großen Mengen im Blut (Travis u. Salvesen 1983) und hat hauptsächlich die Aufgabe, die Lunge vor proteolytischer Schädigung durch die neutrophile Elastase zu schützen (Stoller u. Aboussouan 2005).

Um zu verifizieren, dass das α1-AT-Fragment tatsächlich die aktive Komponente ist, wurde das entsprechende Peptid chemisch synthetisiert und auf seine antivirale Aktivität untersucht. Die Ergebnisse zeigten, dass das Peptid verschiedene HIV-1-Subtypen und auch solche Virusvarianten hemmt, die Resistenzen gegen gängige antiretrovirale Medikamente aufweisen. Aufgrund seiner antiviralen Aktivität wurde es als »*VIRus-Inhibitory Peptide*« (VIRIP) bezeichnet (Münch et al. 2007). VIRIP hemmte sowohl CCR5- als auch CXCR4-trope HIV-1-Varianten mit einer durchschnittlichen 50%igen inhibitorischen Konzentration (IC_{50}) von etwa 20 µm. Die Untersuchung von mehr als 600 synthetischen Varianten von VIRIP zeigte, dass die inhibitorische Wirkung hoch spezifisch ist und Verkürzungen oder Veränderungen an den N- und C-Termini zum vollständigen Aktivitätsverlust führen. Interessanterweise konnten jedoch auch VIRIP-Derivate mit einigen wenigen Aminosäureaustauschen im zentralen Bereich identifiziert werden, die die HIV-1-Infektion etwa 100fach besser blockieren als das ursprüngliche Peptid. Der antivirale Effekt von VIRIP und den verbesserten Derivaten wurde in primären T-Zellen und Makrophagen sowie in menschlichem Tonsillengewebe bestätigt.

Neuartiger Wirkmechanismus

VIRIP und die optimierten Derivate hemmten alle untersuchten HIV-1-Varianten, hatten jedoch keinen Einfluss auf die Infektion mit HIV-Partikeln, die die Hüllproteine anderer Viren tragen. Dieses Ergebnis zeigte, dass VIRIP spezifisch die Funktion des HIV-1-Hüllproteins blockiert, das den Eintritt des Virus in die Zelle vermittelt.

Der Infektionsvorgang von HIV-1 ist ein komplexer, mehrstufiger Prozess (◻ Abb. 7.1). Zunächst bindet das äußere Hüllprotein gp120 an den zellulären CD4-Rezeptor. Diese Interaktion induziert Konformationsänderungen im gp120, die die Bindung von variablen Regionen im HIV-Hüllprotein an die Chemokinrezeptoren CCR5 und/oder CXCR4 ermöglicht. Danach erfolgen weitere Umlagerungen, sowohl im gp120 als auch im Transmembranprotein gp41. Dabei wird eine hydrophobe Region am N-Terminus des gp41, das Fusionspeptid, in

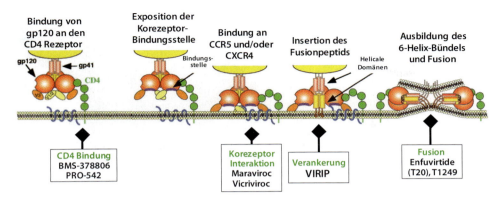

□ **Abb. 7.1.** Schematische Darstellung des Eintritts von HIV-1 in die Wirtszelle. Die einzelnen Schritte der Infektion und die Ansatzpunkte für neue Eintrittsinhibitoren sind dargestellt. Als Beispiele sind einige der zahlreichen neuen Hemmstoffe aufgeführt, die diesen frühen Schritt der HIV-1-Infektion inhibieren. (Modifiziert nach Doms u. Trono 2000; mit schriftlicher Erlaubnis)

der Zellmembran verankert und dadurch der erste direkte Kontakt zwischen Viruspartikel und Wirtszelle hergestellt. Im letzten Schritt wird eine »6-Helix«-Struktur ausgebildet, die die virale und zelluläre Membran in räumliche Nähe bringt und die Fusion ermöglicht. Jeder dieser Schritte ist essentiell für die HIV-Infektion und stellt einen Ansatzpunkt zur Entwicklung neuartiger Virushemmstoffe dar. Eine Reihe von Inhibitoren der CD4-Bindung und Korezeptor-Interaktion befindet sich derzeit in klinischen Studien. Für die Klinik zugelassen wurden allerdings bisher nur T-20 (Fuzeon, Enfurvitide) und Maraviroc (Celsentri). Bei T-20 handelt es sich um ein 36 Aminosäuren umfassendes Peptid, das von der C-proximalen helikalen Domäne des viralen gp41 abgeleitet wurde und die Ausbildung des 6-Helix-Bündels, das für die Fusion der viralen und der zellulären Membran notwendig ist, mittels eines dominant-negativen Mechanismus verhindert (Doms u. Trono 2000). Maraviroc ist ein CCR5-Antagonist und bindet allosterisch an den HIV-Korezeptor CCR5 und verhindert dadurch die Infektion CCR5-troper HIV-1-Varianten.

Untersuchungen zum inhibitorischen Mechanismus von VIRIP zeigten, dass es weder die Oberflächenexpression von CD4, CCR5 und CXCR4 noch die Bindung von HIV-1-Partikeln an diese Rezeptoren hemmt. Weiterhin hatte es keinen Einfluss auf die Ausbildung des 6-Helix-Bündels. Diese Ergebnisse deuten darauf hin, dass VIRIP und seine Derivate in keine der bislang bekannten drei Kategorien von Eintrittsinhibitoren (CD4-Bindung, Korezeptor-Interaktion und Fusion) fallen und anscheinend das Virus durch einen neuartigen Mechanismus blockieren (s. □ Abb. 7.1). Um diesen aufzuklären, wurde als nächstes untersucht, ob VIRIP mit der Funktion des gp41-Fusionspeptids (FP) interferiert. Synthetisches HIV-1-FP lagert sich wegen seiner hydrophoben Eigenschaften in Zellmembranen ein und führt zur Hämolyse von Erythrozyten, die sich aufgrund der Freisetzung von rotem Hämoglobin leicht photometrisch nachweisen lässt. VIRIP hemmte die FP-vermittelte Hämolyse. Außerdem korrelierte die antivirale Aktivität verschiedener Derivate mit der Fähigkeit, die schädigende Wirkung des gp41-FP zu blockieren. Strukturanalysen bestätigten, dass VIRIP-Derivate und das gp41-FP komplementäre Oberflächen ausbilden und aufgrund von hydrophoben Wechselwirkungen direkt interagieren (□ Abb. 7.2). Die Struktur des VIR165/FP-Komplexes erklärte

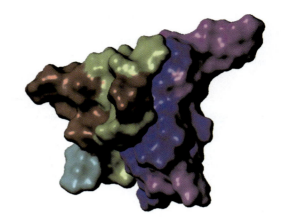

◻ **Abb. 7.2.** Struktur des VIRIP-FP-Komplexes. Das optimierte VIRIP-Derivat VIR165 ist in *rot* und *grün*, das HIV-1-Fusionspeptid in *blau* und *pink* dargestellt. Beide Peptide haben komplementäre Oberflächen und interagieren über hauptsächlich hydrophobe Wechselwirkungen

auch die erhöhte antivirale Aktivität mancher VIRIP-Derivate. Diese enthalten zusätzliche hydrophobe Aminosäuren, die die Interaktion mit dem FP verstärken und/oder eine Disulfidbrücke, die die aktive Struktur des Inhibitors stabilisiert.

Erschwerte Resistenzentwicklung

Da die Häufigkeit multiresistenter HIV-1-Varianten zumindest in den Industrieländern zunimmt, ist es wichtig, neue Medikamente zu entwickeln. Aufgrund des neuartigen Wirkmechanismus blockieren VIRIP und seine Derivate auch HIV-1-Varianten, die gegen andere antiretrovirale Substanzen resistent sind.

Um resistente Virusvarianten zu generieren, wurden verschiedene HIV-1-Isolate in Gegenwart von suboptimalen Dosen VIRIP und seinen Derivaten in Zellkultur passagiert. Auch nach etwa zwei Monaten konnten mit dieser Methode keine VIRIP-resistenten Formen selektioniert werden, wohingegen T-20-resistente HIV-1-Varianten bereits nach wenigen Wochen auftraten. Um herauszufinden, warum es anscheinend schwierig ist, VIRIP-resistente Formen zu generieren, wurde ein komplexer Satz an HIV-1-Mutanten mit »randomisierten« Austauschen im Fusionspeptid hergestellt und auf die Sensitivität gegenüber VIRIP und verschiedenen Derivaten untersucht. Diese Untersuchungen ergaben, dass die meisten Austausche in dieser hoch konservierten Region nicht toleriert wurden und zum Verlust der viralen Infektiosität führten. Die verbleibenden Mutationen vermittelten keine Resistenz. Im Gegensatz dazu konnten mit einem analogen Ansatz effektiv HIV-1-Varianten selektiert werden, die gegen T-20 oder einen Fusionsinhibitor der zweiten Generation, T-1249, resistent sind (Chinnadurai et al. 2007). Diese Ergebnisse belegen, dass das HIV-1-FP ein geeignetes Target für antiretrovirale Medikamente darstellt, weil Austausche kaum toleriert werden. Allerdings hemmen VIRIP und seine Derivate HIV-2 und Affenimmundefizienzviren (SIV) wesentlich weniger effektiv als HIV-1, und ein chimäres HIV-1-Konstrukt, das das Fusionspeptid von HIV-2/SIV exprimiert, zeigte eine etwa 5fach geringere Sensitivität als das parenterale Virus. Dies deutet darauf hin, dass eine Kombination von Mutationen im gp41-FP (sieben im Falle der Chimäre) notwendig ist, um signifikante Resistenz zu vermitteln, und erklärt die Schwierigkeit, VIRIP-resistente HIV-1-Varianten in Zellkultur zu selektionieren.

Mögliche Rolle von VIRIP in HIV-1-Infizierten

VIRIP wurde aus einer komplexen Peptidbank isoliert, die im Wesentlichen alle Peptide und kleineren Eiweiße repräsentieren sollte, die im menschlichen Blut zirkulieren. Die aktive Fraktion war potenter in der Inhibition von HIV-1 als alle übrigen Peptidfraktionen, was auf eine relevante Rolle in vivo in HIV-1-Infizierten hinweist. Die antivirale Aktivität der Originalfraktion deutet darauf hin, dass die Konzentration im Plasma etwa 1 µm beträgt. Allerdings konnte die Menge von VIRIP nicht exakt bestimmt werden, weil es nicht möglich war, das antivirale Peptid quantitativ vom intakten α1-AT und von anderen α1-AT-Längenvarianten zu trennen. Während der akuten Phase von Infektionen oder Entzündungsreaktionen erreichen die Plasmakonzentrationen von α1-AT bis zu 250 µm (Brantly et al. 1988). Unter diesen Bedingungen müssen weniger als 5% dieses Proteaseinhibitors in VIRIP umgewandelt werden, um die in-vitro-IC_{50} zu erreichen. Wahrscheinlich sind die Matrixmetalloproteinasen (MMPs) 2 und 9 an der Freispaltung von VIRIP aus α1-AT beteiligt. Die Levels von MMPs sind ebenfalls bei Entzündungsreaktionen und HIV-Infektionen erhöht. Somit induziert die HIV-1-Infektion sowohl den α1-AT-Vorläufer als auch die Proteasen, die an der Entstehung von VIRIP beteiligt sind.

Es wurde beschrieben, dass auch α1-AT HIV-1 hemmt (Shapiro et al. 2001), allerdings mit geringerer Effizienz und über einen anderen Mechanismus als VIRIP (Münch et al. 2007). Somit könnten sowohl α1-AT als auch VIRIP zur Kontrolle der HIV-1-Replikation in infizierten Personen beitragen. Kürzlich wurde der erste Fall eines HIV-1-Infizierten mit α1-AT-Defizienz beschrieben (Potthoff et al. 2007). Die schwere Form dieser Erkrankung ist mit Lungenemphysemen und Leberzirrhosen assoziiert und tritt in skandinavischen Ländern mit einer Häufigkeit von etwa 1:3000 und in anderen Ländern bei etwa einem von 10.000 Einwohnern auf. In Übereinstimmung mit einer relevanten Rolle von α1-AT und VIRIP in vivo zeigte der Patient einen sehr raschen Verlust der CD4+-T-Lymphozyten und benötigte bereits kurz nach der Primärinfektion eine antiretrovirale Therapie. Es ist von großem Interesse, weitere HIV-1-Infizierte mit α1-AT-Defizienz zu identifizieren, um eine mögliche protektive Rolle von α1-AT oder VIRIP bei der HIV-1-Infektion zu überprüfen.

Perspektiven. Aufgrund ihrer breiten antiretroviralen Aktivität und des neuartigen Wirkmechanismus sind VIRIP-Derivate sehr interessant für eine klinische Weiterentwicklung. Da das Fusionspeptid im Vergleich zu anderen viralen Domänen Veränderungen kaum toleriert, sollte die Entwicklung von Resistenzen erschwert sein. Weiterhin sind keine Kreuzresistenzen mit anderen antiretroviralen Agenzien und wegen des extrazellulären Wirkmechanismus nur geringere Nebenwirkungen zu erwarten. Präklinische Untersuchungen zeigten, dass einige VIRIP-Derivate im menschlichen Plasma stabil und nicht zytotoxisch sind. Für einige Derivate wurden das Fehlen von Toxizität und die Nachweisbarkeit im Plasma in verschiedenen Tiermodellen bestätigt. Ein optimiertes Derivat mit besonders vorteilhaften Eigenschaften wird derzeit unter GMP-Bedingungen hergestellt und soll in naher Zukunft in einer klinischen Studie Phase 1/2 untersucht werden. Diese Untersuchungen könnten zur Entwicklung einer neuen Klasse von Verbindungen zur Bekämpfung von AIDS führen und dazu beitragen, die Therapieoptionen bei HIV/AIDS zu verbessern.

Die beschriebenen Ergebnisse belegen, dass das Fusionspeptid im gp41 von HIV-1 ein geeignetes Target für die Entwicklung neuer Therapeutika darstellt. Fusionspeptide sind in den Hüllproteinen vieler humanpathogener Viren, z. B. Influenza-, Hepatitis-B und -C-, Ebola-, Dengue-, Masern- und Mumpsvirus, vorhanden und einige strukturelle sowie funktionelle

Eigenschaften sind konserviert. Daher könnte die Endeckung von VIRIP möglicherweise die Grundlage für die Entwicklung von neuen Substanzen liefern, die die Fusionspeptide und somit die Infektion von viralen Erregern blockieren, gegen die zurzeit noch keine Therapeutika zur Verfügung stehen.

Danksagungen

Die Autoren danken allen Kooperationspartnern der »VIRIP«-Studie, insbesondere Ludger Ständker und Knut Adermann sowie Wolf-Georg Forssmann, ohne dessen Ideenreichtum und Enthusiasmus sie nicht zustande gekommen wäre. Ein weiterer Dank geht an Thomas Mertens und alle Mitglieder der Arbeitsgruppe Münch/Kirchhoff für die Mithilfe und Unterstützung und an Ingrid Bennett für die Korrektur dieses Manuskripts.

Literatur

Brantly ML, Paul LD, Miller BH, Falk RT, Wu M, Crystal RG. Clinical features and history of the destructive lung disease associated with alpha-1-antitrypsin deficiency of adults with pulmonary symptoms. Am Rev Respir Dis 1988; 138:327–336

Chinnadurai R, Rajan D, Munch J, Kirchhoff F. Human immunodeficiency virus type 1 variants resistant to first- and second-version fusion inhibitors and cytopathic in ex vivo human lymphoid tissue. J Virol 2007; 81:6563–6572

Detheux M, Standker L, Vakili J, et al. Natural proteolytic processing of hemofiltrate CC chemokine 1 generates a potent CC chemokine receptor (CCR)1 and CCR5 agonist with anti-HIV properties. J Exp Med 2000; 192:1501–1508

Doms RW, Trono D. The plasma membrane as a combat zone in the HIV battlefield. Genes Dev 2000; 14:2677–2688

Forssmann WG, et al. Characterization of natural posttranslationally processed peptides from human blood: A new tool in the systematic investigation of native peptides. In: Yanaihara N (ed) Peptide Chemistry. Escom, Leiden, 1992, pp 553–557

Levy JA. The search for the CD8+ cell anti-HIV factor (CAF). Trends Immunol 2003; 24:628–632

Moore JP, Stevenson M. New targets for inhibitors of HIV-1 replication. Nat Rev Mol Cell Biol 2000; 1:40–49

Münch J, Standker L, Pohlmann S, et al. Hemofiltrate CC chemokine 1[9-74] causes effective internalization of CCR5 and is a potent inhibitor of R5-tropic HIV-1 strains in primary T-cells and macrophages. AAC 2002; 46:982–990

Munch J, Standker L, Adermann K, et al. Discovery and optimization of a natural HIV-1 entry inhibitor targeting the gp41 fusion peptide. Cell 2007; 129:263–275

Potthoff AV, Munch J, Kirchhoff F, Brockmeyer NH; and the Competence Network for HIV/AIDS. HIV infection in a patient with alpha-1 antitrypsin deficiency: a detrimental combination? AIDS 2007; 21:2115–2116

Ray N, Doms RW. HIV-1 coreceptors and their inhibitors. Curr Top Microbiol Immunol 2006; 303:97–120

Shapiro L, Pott GB, Ralston AH. Alpha-1-antitrypsin inhibits human immunodeficiency virus type 1. FASEB J 2001; 15:115–122

Schulz-Knappe P, Raida M, Meyer M, Quellhorst EA, Forssmann WG. Systematic isolation of circulating peptides: the concept of peptide trapping. Eur J Med Res 1996; 1:223–236

Schulz-Knappe P, Schrader M, Standker L, et al. Peptide bank generated by large-scale preparation of circulating human peptides. J Chromatogr A 1997; 776:125–132

Stoller JK, Aboussouan LS. Alpha1-antitrypsin deficiency. Lancet 2005; 365:2225–2236

Travis J, Salvesen GS. Human plasma proteinase inhibitors. Annu Rev Biochem 1983; 52:655–709

Walker CM, Moody DJ, Stites DP, Levy JA. CD8+ lymphocytes can control HIV infection in vitro by suppressing virus replication. Science 1986; 234:1563–1566

Maraviroc – die Studienlage

Gerd Fätkenheuer

Maraviroc ist ein selektiver Hemmstoff des Korezeptors CCR5 und kann damit den Eintritt von HIV in die Wirtszelle verhindern. In vitro zeigte sich eine Hemmung von R5-tropen HIV-1-Stämmen, unabhängig vom Vorliegen von Resistenzmutationen gegen Reverse Transkriptasehemmer oder Proteaseinhibitoren. Es zeigte sich kein Unterschied in der Wirkung bezüglich des HIV-Subtyps (B oder Non-B) (Dorr et al. 2005). In Kombination mit anderen antiretroviralen Substanzen zeigt Maraviroc einen additiven Effekt.

Phase-I-Studien

Bei Studien mit gesunden Freiwilligen fand sich als wesentlicher dosislimitierender Effekt von Maraviroc eine lageabhängige Hypotension bei Dosierungen oberhalb 300 mg. Dieser Effekt wird auf eine Vasodilatation zurückgeführt. Es wurde außerdem eine leichte Verlängerung der korrigierten QT-Zeit (QT-C) beobachtet, die jedoch klinisch nicht relevant ist (Carter u. Keating 2007).

Phase-II-Studien

In einer 10-tägigen Monotherapiestudie wurde Maraviroc in einer Dosierung von 25 mg 1-mal täglich bis 300 mg 2-mal täglich bei insgesamt 63 HIV-1-positiven Patienten untersucht (Fätkenheuer et al. 2005). Das Vorliegen eines X4-tropen Virus oder eines gemischten R5/X4-Virus wurde bei Studienbeginn durch den TROFILE®-Test ausgeschlossen.

In der Studie zeigte sich eine sehr gute dosisabhängige Wirksamkeit von Maraviroc in der Monotherapie oberhalb einer Dosierung von 2-mal 100 mg/Tag. Die maximale Reduktion der Viruslast bei Tag 10 betrug etwa 1,5 log Kopien/ml, und die Wirkung hielt noch einige Tage nach Absetzen der Therapie an (◘ Abb. 8.1). Die Nahrungsaufnahme hatte weder einen Effekt auf die Plasmakonzentration von Maraviroc noch auf die Wirksamkeit.

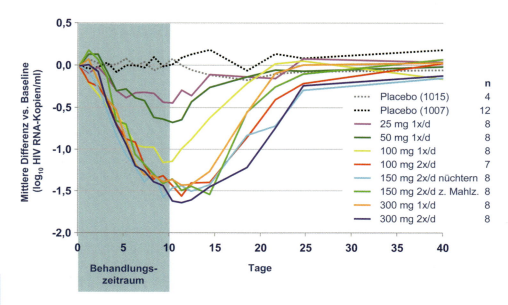

Abb. 8.1. Viruslast unter Maraviroc-Monotherapie. (Nach Fätkenheuer et al. 2005)

Phase-III-Studien

Maraviroc bei nicht vorbehandelten Patienten (MERIT-Studie)

In der so genannten MERIT-Studie wurden nicht vorbehandelte Patienten in drei Studienarme randomisiert, die jeweils Combivir enthielten (Saag et al. 2007). Im Standardarm wurde
Efavirenz 600 mg/Tag gegeben, in den beiden experimentellen Armen wurde mit Maraviroc
300 mg 1-mal täglich und 300 mg Maraviroc 2-mal täglich therapiert. Der Studienarm mit
Maraviroc 1-mal täglich wurde in einer Zwischenanalyse nach 16 Wochen wegen einer erhöhten Rate von therapeutischem Versagen beendet, sodass sich die primäre Analyse nach
Woche 48 nur auf die beiden anderen Studienarme bezieht. Insgesamt wurden 721 Patienten
in der Studie behandelt. Die mediane CD4-Zellzahl bei Studienbeginn lag bei 241 bzw. 254
Zellen/µl, die mittlere HIV-Viruslast betrug 4,86 bzw. 4,88 log10 Kopien/ml. Studienabbrüche
wegen Nebenwirkungen erfolgten häufiger unter Efavirenz als unter Maraviroc (13,6% vs.
4,2%), während unter Maraviroc mehr Patienten wegen mangelnder Wirksamkeit die Studie
abbrachen als unter Efavirenz (11,9% vs. 4,2%).

Primärer Endpunkt war der Anteil der Patienten mit einer nicht nachweisbaren Viruslast
in Woche 48. Die Statistik der Studie war auf eine Nichtunterlegenheit von Maraviroc gegenüber dem Standardarm ausgerichtet. Dieses Ziel wurde für den Endpunkt <400 Kopien/ml,
nicht jedoch für den Endpunkt <50 Kopien/ml erreicht (Abb. 8.2).

Unter Maraviroc fand sich allerdings ein stärkerer Anstieg der CD4-Zellen nach Woche 48
als unter Efavirenz (169 Zellen/µl vs. 142 Zellen/µl) (Abb. 8.3).

In zuvor definierten Subanalysen wurde nach dem Therapieansprechen (Viruslast <50 Ko-
pien/ml) bezüglich der Ausgangsviruslast gefragt. Bei einer Viruslast von <100.000 Kopien/
ml bestand kein statistisch signifikanter Unterschied zwischen den Studienarmen, dagegen

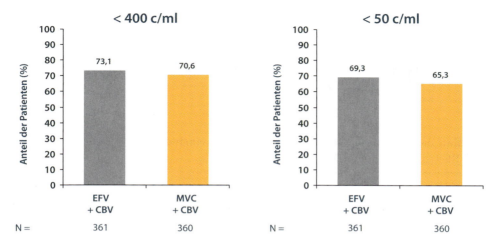

● **Abb. 8.2.** MERIT: Reduktion der Viruslast auf <400 bzw. <50 Kopien HIV-RNA pro ml. (Nach Saag et al. 2007)

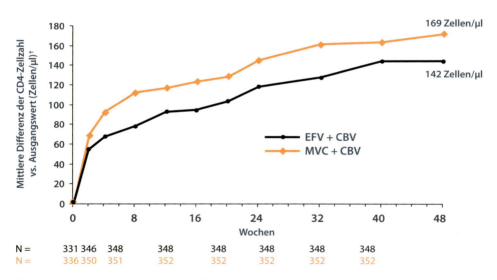

● **Abb. 8.3.** Mittlere Veränderung der CD4-Zellzahl zum Ausgangswert. (Nach Saag et al. 2007)

fand sich bei Patienten mit mehr als 100.000 Kopien/ml bei Studienbeginn ein statistischer Unterschied zugunsten von Efavirenz. In einer anderen Subanalyse wurde nach der Region (nördliche und südlich Hemisphäre) unterschieden. In der nördlichen Hemisphäre fand sich kein Unterschied zwischen den Studienarmen hinsichtlich des Endpunktes <50 Kopien/ml, dagegen zeigte sich bei Patienten der südlichen Hemisphäre ein signifikant besseres Ansprechen unter Efavirenz im Vergleich zu Maraviroc (71% vs. 62%). Allerdings waren die Ansprechraten im zur südlichen Hemisphäre gezählten Australien vergleichbar mit den Erfolgsraten in der nördlichen Hemisphäre. Der Unterschied zwischen den beiden Studienarmen lag demnach an den Ergebnissen aus Argentinien und Südafrika.

Die Verträglichkeit von Maraviroc in dieser Studie war sehr gut. Insbesondere zeigte sich kein Hinweis auf eine erhöhte Rate von Infektionen, malignen Tumoren einschließlich Lymphomen oder Erhöhungen der Transaminasen. Unter Efavirenz fand sich ein höherer Anstieg des Gesamtcholesterins und des LDL-Cholesterins im Vergleich zu Maraviroc. Im Maraviroc-Arm traten weniger unerwünschte Ereignisse der Kategorie 3 oder 4 und weniger Ereignisse der CDC-Kategorie C auf als unter Efavirenz.

Studien bei therapieerfahrenen Patienten mit Nachweis von R5-tropem Virus (MOTIVATE 1 und 2)

In die MOTIVATE-Studien wurden mehrfach vorbehandelte Patienten mit Therapieversagen und Nachweis von CCR5-tropem Virus (TROFILE®-Test) eingeschlossen. MOTIVATE 1 (Lalezari et al. 2007a,b) und MOTIVATE 2 (Nelson et al. 2007; Fätkenheuer et al. 2007) wurden nach einem identischen Studiendesign in unterschiedlichen Regionen durchgeführt (MOTIVATE 1 in Nordamerika, MOTIVATE 2 in Europa, Australien und Nordamerika). Alle Patienten erhielten eine Therapieoptimierung (»optimized background therapy«, OBT) und wurden im Verhältnis 1:2:2 in drei verschiedene Studienarme randomisiert: Placebo, Maraviroc 1-mal täglich oder Maraviroc 2-mal täglich. Primärer Endpunkt war die Änderung der HIV-Viruslast in Woche 48. Insgesamt wurden in MOTIVATE 1 585 Patienten und in MOTIVATE 2 464 Patienten eingeschlossen. Die beiden Studien erbrachten gleich lautende Ergebnisse. In Woche 48 zeigte sich eine signifikant stärkere Senkung der Viruslast in beiden Maraviroc-Armen im Vergleich zu Placebo. Der Anteil der Patienten mit einer Viruslast <50 Kopien in Woche 48 lag zwischen 41 und 46% in den Maraviroc-Armen und zwischen 16 und 18% in den Placeboarmen (◘ Abb. 8.4). In beiden MOTIVATE-Studien fand sich ein höherer Anstieg der CD4-Zellen unter Maraviroc als unter Placebo.

Wurde zusätzlich zu Maraviroc eine weitere Substanzklasse neu eingesetzt (Enfuviritid), war das virologische Ansprechen noch besser. Bei nicht mit Enfuviritid vorbehandelten Patienten betrug der Anteil der Patienten mit einer Viruslast <50 Kopien in Woche 48 64% bzw. 61% unter Maraviroc versus 27% im Placeboarm.

Bei mehr als der Hälfte aller Patienten unter Maraviroc, die ein Therapieversagen aufwiesen, fand sich ein Wechsel des Tropismus (X4-Virus oder gemischter Tropismus). Im Placeboarm fand sich nur selten eine Änderung des Tropismus bei Patienten mit Therapieversagen. Therapieversagen mit X4-Virus war nicht mit einer schlechteren immunologischen Antwort verknüpft, vielmehr war die CD4-Zellzahl beim Zeitpunkt des Therapieversagens unter Maraviroc mit X4-Virus höher als bei den Patienten, die unter der Placebotherapie versagten (◘ Abb. 8.5).

Die Verträglichkeit von Maraviroc in den MOTIVATE-Studien war sehr gut. Insbesondere zeigte sich auch hier keine vermehrte Lebertoxizität oder ein vermehrtes Auftreten von malignen Erkrankungen.

Studie bei vorbehandelten Patienten mit gemischtem Tropismus (A4001029)

In diese Studie wurden vorbehandelte Patienten mit Therapieversagen und Nachweis eines X4-tropen Virus oder eines Virus mit gemischtem Tropismus eingeschlossen (Mayer 2007; Goodrich 2007). Neben einer Therapieoptimierung erfolgte die randomisierte Zuordnung zu einem von drei Studienarmen: Placebo (n = 2), Maraviroc 1-mal täglich (n = 63) oder Ma-

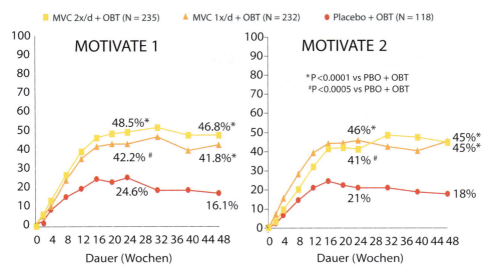

Abb. 8.4. Viruslast <50 Kopien/ml in den MOTIVATE-Studien (Woche 48). (Nach Lalezari et al. 2007 und Fätkenheuer et al. 2007)

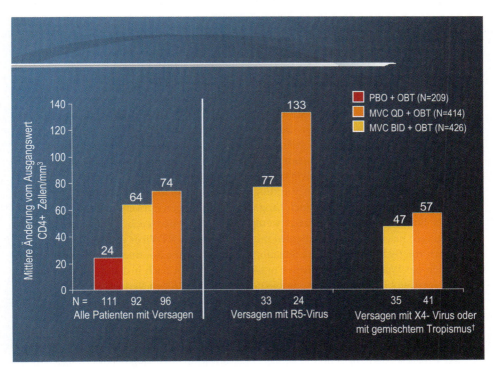

Abb. 8.5. Änderung der CD4-Zellzahl zum Ausgangswert in Abhängigkeit vom Tropismus zum Zeitpunkt des Versagens (MOTIVATE 1 und 2). (Nach Fätkenheuer et al. 2007)

raviroc 2-mal täglich (n = 61). Die eingeschlossenen Patienten befanden sich in einem weit fortgeschrittenen Stadium der HIV-Erkrankung (mediane CD4-Zellzahl 42 Zellen/µl, mittlere HIV-RNA ca. 5 log10 Kopien/ml).

Der primäre Endpunkt war die virologische Wirksamkeit in Woche 24. Hier zeigte sich kein signifikanter Unterschied in der Senkung der Viruslast in den drei Studienarmen. Nach 48 Wochen hatten 27% der Patienten mit Maraviroc 2-mal täglich, 22% der Patienten mit Maraviroc 1-mal täglich und 18% der Patienten mit Placebo eine Viruslast von <50 Kopien/ml. Auch dieser Unterschied war statistisch nicht signifikant. Unter Maraviroc kam es zu einem höheren Anstieg der CD4-Zellen als unter Placebo sowohl in Woche 24 als auch in Woche 48.

Es fand sich kein Unterschied zwischen den Gruppen hinsichtlich des Auftretens unerwünschter Arzneimittelwirkungen. Insbesondere galt dies auch für das Auftreten von CDC-C-Ereignissen, bösartigen Erkrankungen und Tod. Somit ergaben sich aus dieser Studie keine Hinweise, dass Maraviroc in der Anwendung bei Patienten mit gemischtem Virustropismus einen ungünstigen Effekt auf den klinischen Verlauf hat.

Zusammenfassung

Maraviroc ist die erste für die HIV-Therapie zugelassene Substanz aus der Gruppe der Korezeptor-(CCR5-)Antagonisten. Die Wirksamkeit und Verträglichkeit der Substanz konnte in einem groß angelegten und systematisch durchgeführten Entwicklungsprogramm demonstriert werden. In der Monotherapie zeigt Maraviroc eine sehr gute, dosisabhängige Senkung der Viruslast. Die Wirksamkeit von Maraviroc ist hier vergleichbar mit anderen hoch potenten antiretroviralen Substanzen.

Die klinische Zulassung für Maraviroc erfolgte im Jahr 2007 für vorbehandelte Patienten mit R5-Virus. Diese Indikation ergibt sich aus den Ergebnissen der MOTIVATE-Studien, in denen die Wirksamkeit der Substanz bei dieser Patientengruppe eindeutig demonstriert wurde. Maraviroc ist damit eine Schlüsselsubstanz für die Behandlung von Patienten mit mehrfachem Therapieversagen, für die heute prinzipiell dieselben Ziele (Senkung der Viruslast unter die Nachweisgrenze) gelten wie für nicht vorbehandelte Patienten. Hinsichtlich Verträglichkeit und Sicherheit schneidet die Substanz ebenfalls sehr gut ab. Bisher wurden in den klinischen Studien bei mehr als 2000 Patienten keine schwerwiegenden Nebenwirkungen beobachtet. Wegen der besonderen Wirkungsweise der Substanz (extrazelluläre Blockierung eines Chemokinrezeptors) sind jedoch Langzeitbeobachtungen notwendig und auch geplant.

In der Studie 1029 konnte gezeigt werden, dass Maraviroc auch dann keine negativen Auswirkungen hat, wenn es bei Patienten mit Nachweis von X4-Virus angewendet wird. Dies ist insofern von Bedeutung, als diese Situation in der klinischen Routine nicht vermeidbar sein wird. Auch ein Wechsel des Tropismus unter Maraviroc hat nach bisherigen Erkenntnissen keinen negativen Effekt auf den immunologischen und klinischen Verlauf.

Der frühzeitige Einsatz von Maraviroc (nicht vorbehandelte Patienten) ist aufgrund des Wirkprinzips der Substanz und der Prävalenz von R5-Virus sinnvoll. In der MERIT-Studie zeigte sich nach ersten Analysen eine gute Wirksamkeit der Substanz, die jedoch insbesondere für Patienten mit hoher Viruslast nicht so hoch war wie für Efavirenz. Hingegen war Maraviroc besser verträglich und bewirkte einen größeren Anstieg der CD4-Zellen. Für die endgültige Beurteilung von Maraviroc in dieser Situation müssen deshalb weitere Auswertungen abgewartet werden.

Literatur

Carter N, Keating GM. Maraviroc. Drugs 2007; 67:2277–2288

Dorr P, Westby M, Dobbs S, et al. Maraviroc (UK-427,857), a potent, orally bioavailable, and selective small-molecule inhibitor of chemokine receptor CCR5 with broad-spectrum anti-human immunodeficiency virus type 1 activity. Antimicrob Agents Chemother 2005; 49:4721–4732

Fätkenheuer G, Pozniak AL, Johnson MA, et al. Efficacy of short-term monotherapy with maraviroc, a new CCR5 antagonist, in patients infected with HIV-1. Nat Med. 2005; 11:1170–1172

Fätkenheuer G, Konourina I, Nelson M. Efficacy and safety of maraviroc (MVC) plus optimized background therapy (OBT) in viraemic, antiretroviral treatment-experienced patients infected with CCR5-tropic (R5) HIV-1 in Europe, Australia and North America (MOTIVATE 2): 48-week results. 11th European AIDS Conference (EACS) Madrid, Spain, 24–27 October 2007, Abstract PS3/5

Goodrich JM, Saag M, van der Ryst E, et al. 48-week safety and efficacy of Maraviroc in combination with optimized background therapy (OBT) for the treatment of antiretroviral experienced patients infected with dual/mixed-tropic HIV-1. 45th IDSA, San Diego, USA, October 4–7, 2007, Abstract LB-2

Lalezari J, Goodrich J, DeJesus E, et al. Efficacy and safety of Maraviroc (MVC) plus optimized background therapy (OBT) in ARV-experienced patients infected with CCR5-tropic HIV-1: 24-week results of MOTIVATE 1. 14th Conference on Retroviruses and Opportunistic Infections, Los Angeles, USA, February 25–28, 2007, Abstract Nr. J1009

Lalezari J, et al. Efficacy and safety of maraviroc in antiretroviral-experienced patients infected with CCR5-tropic HIV-1: 48-week results of MOTIVATE 1. 47th Interscience Conference on Antimicrobial Agents and Chemotherapy, Chicago, September 2007, Abstract H-718a

Mayer H, van der Ryst E, Saag M, et al. Safety and efficacy of maraviroc, a novel CCR5 antagonist, when used in combination with optimised background therapy for the treatment of antiretroviral-experienced subjects infected with dual/mixed-tropic HIV-1: 24-week results of a phase 2b exploratory trial. IAS Toronto, 2006. Abstract THLB0215

Nelson M, Fätkenheuer G, Konourina I, et al. Efficacy and safety of Maraviroc (MVC) plus optimized background therapy (OBT) in ARV-experienced patients infected with CCR5-tropic HIV-1: 24-week results of MOTIVATE 2. 14th Conference on Retroviruses and Opportunistic Infections, Los Angeles, USA, February 25–28, 2007, Abstract Nr. J1008

Saag M, Ive P, Heera, J, et al. A multicenter, randomized, double-blind, comparative trial of a novel CCR5 antagonist, maraviroc versus efavirenz, both in combination with combivir (zidovudine/lamivudine), for the treatment of antiretroviral-naive subjects infected with R5 HIV 1: week 48 results of the MERIT Study. 4th IAS, Sydney, July 2007. Abstract Nr. WESS104

Vicriviroc

Jan van Lunzen

Einleitung

Derzeit befinden sich mehrere CCR5-Antagonisten zur Therapie von HIV-infizierten Patienten mit CCR5-tropen Viren in der klinischen Erprobung. Am weitesten entwickelt sind die Produkte der Firmen Pfizer (Maraviroc) und Schering-Plough (Vicriviroc). Maraviroc hat kürzlich die Zulassung zur Therapie von vorbehandelten Patienten mit multiresistenten CCR5-tropen Viren erhalten. In der folgenden Übersicht soll auf die Besonderheiten von Vicriviroc eingegangen werden.

Wirkungsweise und Pharmakologie

Vicriviroc bindet spezifisch an den CCR5-Rezeptor und blockiert sowohl die Zellmigration als auch die CCR5-abhängige intrazelluläre Signaltransduktion in nanomolekularen Konzentrationen. In Ratten und Affen zeigte Vicriviroc eine ausgezeichnete orale Bioverfügbarkeit (89–100%). Die Plasmahalbwertszeit beträgt 28–33 Stunden, was eine einmal tägliche Verabreichung erlaubt. Die Substanz ist kein Inhibitor von Cytochrom-P450-Enzymen, wohl aber selbst Substrat von CYP3A4. Daher wird die Substanz geboostert mit Ritonavir gegeben. Eine Dosisanpassung in Kombination mit geboosterten Proteasehemmern ist nicht nötig, wohl aber in Kombination mit Efavirenz. Hier wurde ein Absinken der AUC von Vicriviroc um 81% beobachtet, daher ist hier eine Ritonavir-Boosterung unabdingbar. Eine Komedikation mit AZT, 3TC und Tenofovir hatte weder einen Einfluss auf die Vicriviroc-Konzentration, noch auf die der Nukleosid-/-tid-Analoga. Es konnte keine Nahrungsmittelabhängigkeit für die Einnahme von Vicriviroc gezeigt werden.

Antivirale Potenz

In Phase-I-Studien zeigte Vicriviroc eine Reduktion der HIV-Viruslast um 1,08–1,62 log-Stufen nach 14-tägiger Monotherapie bei überwiegend therapienaiven Patienten mit CCR5-tropen Viren. Dies ist vergleichbar mit den Ergebnissen anderer CCR5-Antagonisten (Maraviroc, Aplaviroc) in Monotherapie (■ Abb. 9.1).

Im Gegensatz zu diesen ersten hoffnungsvollen Erfahrungen, wurde eine daraufhin initiierte Phase-II-Studie wegen virologischer Unterlegenheit des Vicrivoroc-Arms frühzeitig abgebrochen. Hier wurde Vicriviroc in verschiedenen Dosierungen in Kombination mit AZT/3TC im Vergleich zu Placebo bei therapienaiven Patienten mit CCR5-tropen Viren eingesetzt. Im Placeboarm erhielten die Patienten nach 14 Tagen zusätzlich Efavirenz zu AZT/3TC. Diese Studie war ursprünglich für eine Laufzeit von 48 Wochen angelegt, musste jedoch bereits nach 32 Wochen wegen Unterlegenheit der Vicriviroc-Arme abgebrochen werden. Hier war es signifikant häufiger zu einem virologischen Versagen unter Vicriviroc (22–57%) im Vergleich zum Efavirenz-Arm (8%) gekommen (p <0,001). Bei allen versagenden Patienten die genotypisiert werden konnten, wurde eine 184V-Mutation nachgewiesen. Die Aussagefähigkeit dieser Studie ist allerdings durch die niedrige Fallzahl limitiert; auch fällt auf, dass insbesondere die Vicriviroc-Arme mit den niedrigeren Dosen (25 mg und 50 mg) schlechter als der CBV/EFV-Arm abschnitten. Hingegen war der Dosisarm mit 75 mg Vicriviroc äquivalent zur Kontrollgruppe (❑ Abb. 9.2). Interessanterweise war das antivirale Ansprechen nach der initialen 14-tägigen Monotherapie mit Vicriviroc ein starker Prädiktor für den langfristigen Therapieerfolg. In dieser Studie wurden keine ernsthaften Vicriviroc-assoziierten Nebenwirkungen oder Laboranomalien beobachtet.

Ein günstigeres Ergebnis wurde in einer placebokontrollierten doppelblinden Studie (ACTG 5211) bei vorbehandelten Patienten mit CCR5-tropen Viren erhoben, die nach Therapieversagen drei verschiedene Dosierungen von Vicriviroc (5 mg, 10 mg und 15 mg) als Add-on-Therapie für 14 Tage versus Placebo erhielten. Nach 14 Tagen konnte dann die sog. Background-Therapie nach Resistenzlage optimiert werden. Hier zeigte sich ein signifikant besserer Abfall der Viruslast in der Verumgruppe, der in der 5-mg-Vicriviroc-Dosierung nur von kurzer Dauer war, jedoch für die 10-mg- und 15-mg-Dosierungen über 24 Wochen an-

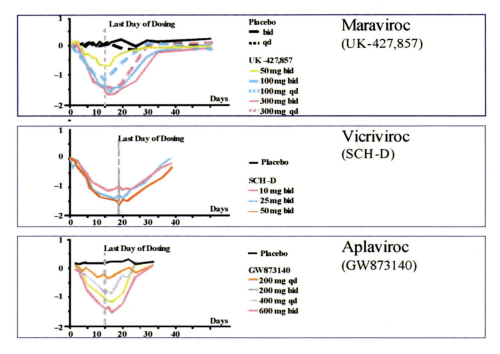

❑ **Abb. 9.1.** Antivirale Aktivität von CCR5-Antagonisten in Phase-I-Studien

hielt. Hier zeigte sich wiederum ein günstiger additiver Effekt bei T-20-Komedikation in allen Behandlungsarmen.

Kürzlich wurden die 48-Wochen-Daten dieser Studie präsentiert. Hier zeigte sich ein dauerhaftes virologisches Ansprechen (VL <50 c/ml) bei 30–40% der mit den höheren Vicriviroc-Dosen behandelten Patienten (■ Abb. 9.3 und 9.4). Ein Korezeptorwechsel von CCR5- zu

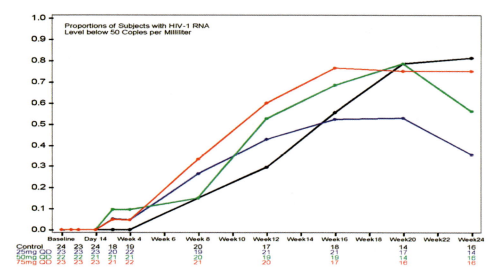

■ Abb. 9.2. Anteil der Patienten mit einer Plasmaviruslast <50 RNA-Kopien/ml unter einer Therapie mit verschiedenen Dosen von Vicriviroc + AZT/3TC im Vergleich zu EFV + AZT/3TC

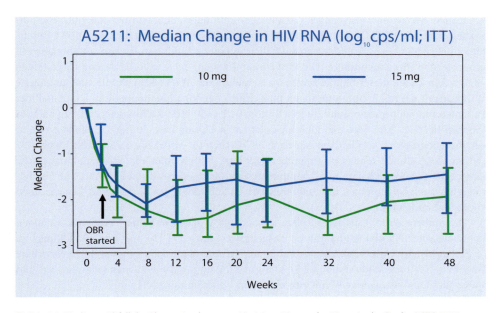

■ Abb. 9.3. Medianer Abfall der Plasmaviruslast unter Vicriviroc 10 mg oder 15 mg in der Studie ACTG 5211

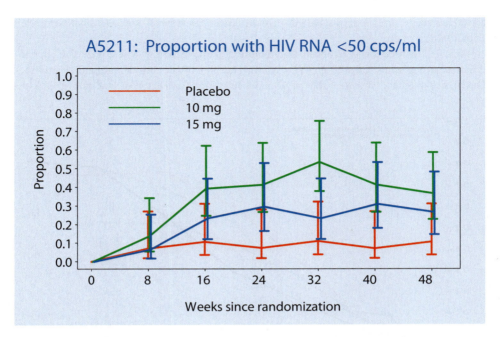

◻ Abb. 9.4. Anteil der Patienten mit einer Plasmaviruslast <50 RNA-Kopien/ml unter einer Therapie mit Vicriviroc 10 mg und 15 mg + OBT im Vergleich zu Placebo über 48 Wochen

CXCR4-tropen Viren wurde bei einem Drittel der Patienten mit Vicriviroc-Versagen beobachtet. Der mediane CD4-Zellanstieg betrug 96 bis 130/µl nach 48 Wochen.

Höhere Vicriviroc-Dosierungen (20 und 30 mg einmal täglich) wurden in der placebokontrollierten Studie VICTOR E-1 ebenfalls bei vorbehandelten Patienten untersucht. 114 Patienten erhielten Vicriviroc oder Placebo zusätzlich zu einer optimierten Backgroundtherapie mit geboostertem Proteaseinhibitor. Die im Februar 2008 auf der CROI-Konferenz vorgestellten 48-Wochen-Daten dieser Studie, zeigen im Vergleich zur ACTG 5211-Studie eine gesteigerte Wirksamkeit der höheren Dosierungen hinsichtlich der Viruslastsuppression: Der Anteil der Patienten mit Suppression unter die Nachweisgrenze (<50 HIV-RNA-Kopien/ml) lag nach 48 Wochen bei 53% bzw. 56% der Vicriviroc-Patienten (20 mg bzw. 30 mg) gegenüber 14% in der Placebogruppe. Die Viruslast war nach 48 Wochen im Mittel um 1,75 (20 mg) bzw. 1,77 (30 mg) $\log_{10}$-Stufen reduziert, gegenüber 0,79 $\log_{10}$-Stufen unter Placebo. Das virologische Ansprechen erwies sich damit im Therapiezeitraum als weitgehend stabil (◻ Abb. 9.5). Vicriviroc zeigte auch bei Patienten mit mehreren aktiven Substanzen im Background-Regime einen virologischen Benefit.

Die mittlere Anzahl der CD4-Zellen lag nach 48 Wochen in beiden Vicriviroc-Gruppen höher als unter Placebo (Zunahme vs. Ausgangswert um +134 [20 mg] und 102 [30 mg] vs. 65 Zellen/µl), der Unterschied war in der 20 mg-Gruppe signifikant (p = 0,04). Detektierbare DM- bzw. X4-trope Viren traten bei 8 (20 mg) 12 (30 mg) und 5 Patienten (Placebo) auf und waren nicht notwendigerweise mit virologischem Versagen assoziiert.

Vicriviroc wird in der Dosierung 30 mg einmal täglich in klinischen Studien der Phase III weiterentwickelt, darunter zwei Studien bei therapieerfahrenen Patienten mit R5-tropen Vi-

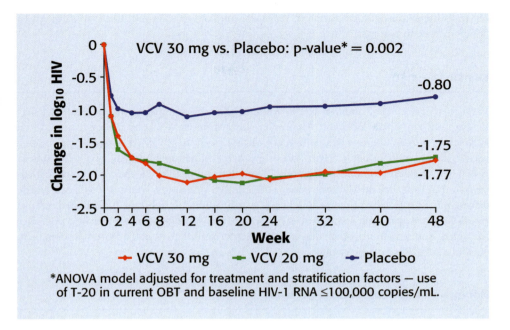

□ Abb. 9.5. Verlauf der Viruslast über 48 Wochen unter Therapie mit Vicriviroc 20 mg bzw. 30 mg + OBT vs. Placebo + OBT bei ART-vorbehandelten Patienten (Studie VICTOR E-1).

□ Tabelle 9.1. Ergebnisse nach 48 Wochen *Therapie mit Vicriviroc 20 mg bzw. 30 mg + OBT vs. Placebo + OBT bei ART-vorbehandelten Patienten (Studie VICTOR E-1).*

	Vicriviroc 20 mg/d + OBT	Vicriviroc 30 mg/d + OBT	Placebo + OBT
Patientenzahl (ITT)	40	39	35
Mittlere initiale Viruslast ($\log_{10}$ Kopien/ml)	4,5	4,5	4,6
Ergebnisse nach 48 Wochen			
Viruslast <50 Kopien/ml	52% p = 0,0004*	56% p = 0,0002*	14%
Mittlere Reduktion der Viruslast ($\log_{10}$ Kopien/ml)	-1,75 p = 0,0026*	-1,77 p = 0,0017*	-0,79
Mittlere Zunahme der CD4-Zellzahl (n/µl)	+134 p = 0,04*	+102 p = 0,26*	+65
Virologisches Versagen	8%	18%	40%
Unerwünschte Ereignisse Grad 3-4	20%	21%	20%

* vs. Placebo.

ren und eine Studie bei therapienaiven Patienten zur Kombination mit Atazanavir/r in einem NRTI-sparenden Regime.

Resistenz

Verglichen mit einigen anderen CCR5-Antagonisten scheint Vicriviroc ein distinktes Resistenzprofil zu haben. Während Aminosäureaustausche im V3-Loop des gp120 bei Viren beobachtet wurden, die eine Resistenz gegen Maraviroc, TAK-779, SCH-C und Aplaviroc entwickelt haben, wurden bei Vicriviroc-Resistenz keine Mutationen im V3-Loop selbst detektiert. Hier scheinen Mutationen in anderen Regionen von gp120 (C3 und V2) verantwortlich zu sein. Eine spezifische Markermutation bei klinisch resistenten Vicriviroc-Isolaten wurde bislang nicht beschrieben. Interessanterweise ist eine klinische Resistenz nicht unbedingt mit einem Korezeptorwechsel verbunden. HI-Viren mit Resistenz gegenüber Vicriviroc und/oder Maraviroc können offensichtlich den CCR5-Rezeptor zum Eintritt in die Wirtszelle benutzen, obwohl der CCR5-Antagonist gebunden hat.

Nebenwirkungen und Verträglichkeit

Die 48-Wochen-Analysen der oben zitierten Studien ACTG-5211-und VICTOR E1 zeigten eine allgemein gute Verträglichkeit von Vicriviroc. Die Inzidenz von Grad-3- oder Grad-4-Laborwertveränderungen war weder bei vorbehandelten noch bei therapienaiven Patienten unterschiedlich zu den jeweiligen Placebokontrollen. Insbesondere ergab sich kein Anhalt für eine Häufung von hepatotoxischen Ereignissen oder Blutbildveränderungen. Der Einfluss von Vicriviroc auf Lipidwerte kann noch nicht abschließend beurteilt werden, scheint aber für die gesamte Substanzklasse allenfalls sehr moderat zu sein.

Hinsichtlich der Grad-3- oder Grad-4-Nebenwirkungen wurde keine erhöhte Rate von Krampfanfällen oder QT-Zeit-Verlängerungen bei Vicriviroc behandelten Patienten im Vergleich zu Placebo beobachtet. Dies ist von Bedeutung, da diese Nebenwirkungen noch zur Einstellung der Entwicklung der Vorläufersubstanz (SCH-C) geführt hatten. Von seiner Bedeutung her nicht anschließend geklärt ist das Auftreten von insgesamt 6 Malignomen bis Woche 24 in den Vicriviroc-Gruppen der ACTG-5211-Studie, gegenüber zwei im Placeboarm, wobei ein Patient aus dem Placeboarm für 3 Monate Vicriviroc exponiert war. Diese unerwartete Häufung von Malignomen führte letztlich zur vorzeitigen Entblindung der Studie. Zwischen Woche 24 und 48 entwickelten zwei weitere Patienten in den Vicriviroc-Armen eine maligne Erkrankung. Im Einzelnen wurden unter Vicriviroc beobachtet: zwei Non-Hodgkin-Lymphome, zwei Hodgkin-Lymphome und je ein Adenokarzinom des Magens, ein Basalzellkarzinom, ein kleinzelliges Bronchialkarzinom und ein rekurrentes Kaposi-Sarkom, während im Kontrollarm nur zwei kleinzellige Bronchialkarzinome beobachtet wurden, dabei eines bei dem Vicriviroc-exponierten Patienten. Ähnliche Beobachtungen gab es bei anderen CCR5-Antagonisten bislang nicht, ein klassenspezifischer Effekt ist daher unwahrscheinlich. Zudem war in der VICTOR E1-Studie die Malignomhäufigkeit in den Vicriviroc-Gruppen gegenüber Placebo nicht erhöht. Eine verlässlichere Beurteilung der Malignominzidenz unter Vicriviroc wird nach Vorliegen der Phase-III-Daten möglich sein.

Schlussfolgerungen

Vicriviroc ist ein weiterer, relativ weit entwickelter Kandidat in der viel versprechenden Substanzklasse der CCR5-Antagonisten. Der Stellenwert der Substanz innerhalb der Klasse der CCR5-Antagonisten kann derzeit noch nicht abschließend beurteilt werden. In 2 Phase II-Studien konnte bei vorbehandelten Patienten eine signifikant stärkere Reduktion der Viruslast im Vergleich zu Placebo über 48 Wochen gezeigt werden. Die beste Viruslastsuppression wird mit einer Dosierung von 30 mg/Tag erzielt. Vicriviroc zeigte auch bei Patienten mit mehreren aktiven Substanzen im Backgroundregime einen virologischen Benefit. Die hohe Rate an Therapieversagen bei therapienaiven Patienten lässt die Frage nach der optimalen Dosierung bei dieser Population noch offen. Bislang konnte bei therapienaiven Patienten keine Nichtunterlegenheit gegenüber einem Standardregime (CBV + EFV) gezeigt werden.

Die anfänglichen Bedenken hinsichtlich Nebenwirkungen und Toxizität haben sich bei längerfristiger Verabreichung nicht bestätigt. Allerdings erscheint die derzeitige Datenlage noch nicht ausreichend, um einen potentiellen negativen Effekt von Vicriviroc auf die Malignominzidenz völlig auszuschließen. Vicriviroc wird derzeit in mehreren Phase-III-Studien weiterentwickelt, darunter eine Studie mit der erhöhten 30 mg-Dosierung bei therapienaiven Patienten.

Literatur

Bredeeck UF, Harbour MJ. CCR5 antagonists in the treatment of treatment-naive patients infected with CCR5 tropic HIV-1. Eur J Med Res 2007; 12:427–434

Emmelkamp JM, Rockstrok JK. CCR5 antagonists: comparison of efficacy, side effects, pharmakokinetics abd interactions – Review of the literature. Eur J Med Res 2007; 12:409–417

Este JA, Telenti A. HIV entry inhibitors. Lancet 2007; 370:81–88

Greaves W, Landovitz R, Fatkenheuer G, et al. Late virologic breakthrough in treatment-naive patients on a regimen of combivir + vicriviroc. 13th Conference on Retroviruses and Opportunistic Infections, Denver, CO. February 5-8, 2006 (Abstract 161LB)

Gulick R, et al. ACTG 5211: phase II study of the safety and efficacy of vicriviroc (VCV) in HIV+ treatment-experienced subjects: 48 week results. 4th IAS Conference on HIV Pathogenesis and Treatment; July 22–25, 2007; Sydney, Australia. Abstract TUAB 102

Gulick RM, Su Z, Flexner C, et al. Phase 2 study of the safety and efficacy of vicriviroc, a CCR5 inhibitor, in HIV-infected, treatment-experienced patients: AIDS Clinical Trials Group 5211. J Infect Dis 2007; 196:304–312

Horster S, Goebel FD. Serious Doubts on safety and efficacy of CCR5 Antagonists – CCR5 Antagonists teeter on a knife-edge. Infection 2006; 34:110–113

Saltzman M, Rosenberg M, Kraan M, et al. Pharmacokinetics of SCH417690 administered alone or in combination with ritonavir and efavirenz in healthy volunteers. 3rd IAS Conference on HIV Pathogenesis and Treatment, July 24-27, 2005; Rio de Janeiro, Brazil. Abstract TuPe3.1.B08

Sansone A, Guillaume M, Kraan M, Keung A, Caceres M, Boutros T. The pharmacokinetics of SCH 417690 when administered alone and in combination with lamivudine/zidovudine. 6th International Workshop on Clinical Pharmacology of HIV Therapy, April 28-30, 2005; Quebec City, Quebec, Canada. Abstract 84

Sansone A, Guillaume M, Kraan M, Soni P, Keung A, Boutros T. Pharmacokinetics of SCH 417690 administered alone and in combination with tenofovir. 6th International Workshop on Clinical Pharmacology of HIV Therapy, April 28-30, 2005a; Quebec City, Quebec, Canada. Abstract 85

Sansone A, Saltzman M, Rosenberg M, et al. Pharmacokinetics of SCH 417690 administered alone or in combination with ritonavir and efavirenz in healthy volunteers 6th International Workshop on Clinical Pharmacology of HIV Therapy, April 28-30, 2005b; Quebec City, Quebec, Canada. Abstract 79

Sansone A, Seiberling M, Kraan M, Keung A, Martinho M. Similar increase in SCH 417690 plasma exposure with coadministration of varying doses of ritonavir in healthy volunteers. 6th International Workshop on Clinical Pharmacology of HIV Therapy, April 28-30, 2005c; Quebec City, Quebec, Canada. Abstract 78

Sansone A, Keung A, Tetteh E, et al. Pharmacokinetics of vicriviroc are not affected in combination with five different protease inhibitors boosted by ritonavir [abstract 582]. 13th Conference on Retroviruses and Opportunistic Infections, Denver, CO. February 5-8, 2006

Schürmann D, Fätkenheuer G, Reynes J, et al. Antiviral activity, pharmakokinetics and safety of vicriviroc, an oral CCR5 antagonist, during 14-day monotherapy in HIV-infected adults. AIDS 2007; 21:1293–1299

Van Lunzen J. How will CCR5 antagonists influence the recommendations for the antiretroviral treatment of HIV-1 infection? Eur J Med Res 2007; 12:435–440

Zingman B et al. Vicriviroc, a next generation CCR5 antagonist, exhibits potent, sustained suppression of viral replication in treatment-experienced adults: VICTOR-E1 48-week results. Fifteenth Conference on Retroviruses and Opportunistic Infections, Boston, Abstract 39LB, 2008.

Zingman B et al. Vicriviroc in combination therapy with an optimized ART regimen for treatment-experienced subjects: VICTOR-E1. Fifteenth Conference on Retroviruses and Opportunistic Infections, Boston, Poster Abstract 795, 2008.

9

T-20-Nachfolger, Attachment-Inhibitoren, CXCR4-Inhibitoren

Christian Hoffmann

Einleitung

Trotz aller Fortschritte in der Behandlung der HIV-Infektion wächst der Bedarf an neuen Medikamenten. Dies gilt nicht nur für Patienten mit multiresistenten Viren, die auf neue Optionen warten. Weil eine Eradikation derzeit nicht in Aussicht ist, sind mit einer wahrscheinlich über Jahrzehnte einzunehmenden Therapie erhebliche Probleme hinsichtlich Langzeittoxizitäten und Adhärenz zu erwarten. Auch die derzeit sehr im Fokus stehenden neuen Substanzen wie Maraviroc (und auch Raltegravir) werden auf Dauer nicht bei allen Patienten erfolgreich sein. Über Langzeitfolgen dieser Therapien ist zudem bislang nichts bekannt. Es müssen daher weitere Substanzen entwickelt werden. Dieser Artikel beschäftigt mit neuen Entry-Inhibitoren abseits der CCR5-Antagonisten. Obwohl sich abzeichnet, dass sich auch mit diesen Substanzen neue Möglichkeiten in der HIV-Therapie eröffnen könnten, ist derzeit vieles noch kaum mehr als Grundlagenforschung. Die meisten der im Folgenden besprochenen Substanzen werden nicht zur Marktreife gelangen.

Attachment-Inhibitoren

Das Andocken des HIV-Glykoproteins gp120 an den CD4-Rezeptor ist der erste entscheidende Schritt beim Eintritt von HIV in die CD4-Zelle. Theoretisch lässt sich das Andocken (Attachment) bzw. die Interaktion von gp120 und CD4 durch verschiedene Mechanismen hemmen – so kann sowohl der CD4-Rezeptor als auch die Bindungsstelle von gp120 blockiert werden. Beides wird derzeit untersucht und folglich sind die Attachment-Inhibitoren sehr heterogen, sodass man vermutlich gar nicht von einer einzelnen Substanzklasse sprechen kann.

Bereits Anfang der 90er Jahre wurde mit löslichen CD4-Molekülen experimentiert, die das Andocken von HIV an die CD4-Zellen verhindern (Daar et al. 1990; Schooley et al. 1990). Was im Labor zunächst viel versprechend ausgesehen hatte, funktionierte im Menschen leider nicht, wahrscheinlich aufgrund der sehr kurzen Halbwertszeit von löslichem CD4 (wenige Minuten). Mit dem gewachsenen Wissen um den Eintritt von HIV in die Zelle, aber auch durch den Erfolg von T-20 als erstem Entry-Inhibitor, hat sich die Entwicklung der Attachment-Inhibitoren in den letzten Jahren neu belebt.

- **TNX-355 (früher Hu5A8)** ist ein monoklonaler Antikörper, der direkt an den CD4-Rezeptor bindet und so den Eintritt von HIV verhindert. Ganz ist der Wirkmechanismus allerdings noch nicht geklärt. Im Gegensatz zu anderen Attachment-Inhibitoren scheint

TNX-355 nicht die Bindung von gp120 an CD4 zu verhindern, sondern eher die konformationelle Änderung und damit die Bindung von gp120 an CCR5 und CXCR4. TNX-355 kann nur intravenös verabreicht werden. Nach ersten Daten (Jacobsen et al. 2004; Kuritzke et al. 2004) gibt es mittlerweile 48-Wochen-Daten einer placebokontrollierten Phase-II-Studie (Norris et al. 2006). In dieser erhielten intensiv vorbehandelte Patienten zusätzlich zu einer optimierten antiretroviralen Therapie alle zwei Wochen eine Infusion mit zwei unterschiedlichen Dosen TNX-355 (10 bzw. 15 mg/kg) oder Placebo. Nach 48 Wochen war ein lang anhaltender Viruslastabfall von etwa einer Logstufe in beiden Verum-Armen zu beobachten. Es scheint eine inverse Korrelation zwischen der Sensitivität für TNX-355 und löslichem CD4 geben. Möglicherweise sind TNX-355-resistente Viren für lösliches CD4 überempfindlich (Duensing et al. 2006). Eine Frage wird allerdings sein, ob die Funktionalität der CD4-Zellen nicht beeinträchtigt wird. Bislang wurden keine negativen Auswirkungen auf die CD4-Zellen festgestellt, und angeblich ist die Bindungsstelle von TNX-355 an CD4 auch anders lokalisiert als die Bindungsstellen der natürlichen CD4-Liganden, den HLA-Klasse-II-Molekülen. Die CD4-Zellen sollten ihre normalen Funktionen also wahrnehmen können, auch wenn TNX-355 die HIV-Bindungsstelle besetzt. Ursprünglich von der Firma Tanox entwickelt, war nach der Übernahme von Tanox durch die amerikanische Biotechnologie-Firma Genentech zunächst unklar, wie es mit TNX-355 weitergehen sollte. Genentech hatte offensichtlich kein großes Interesse an der Substanz, sodass Mitte 2007 die Rechte an TaiMed Biologics, eine taiwanesische Firma, verkauft wurden – diese plant angeblich für das 4. Quartal 2007 Phase-IIb-Studien in Europa und den USA.

— **BMS-488043** ist ein Attachment-Inhibitor der Firma BMS. Als so genanntes »small molecule« bindet es spezifisch und reversibel an gp120 von HIV und verhindert so das Andocken an die CD4-Zelle. BMS-488043 bindet also nicht wie TNX-355 an den CD4-Rezeptor, sondern an virale Strukturen. Anfang 2004 wurden die ersten Ergebnisse bei HIV-infizierten Patienten publiziert (Hanna et al. 2004). Unter 800 mg und 1800 mg jeweils zweimal täglich sank die Viruslast nach 7 Tagen Monotherapie im Mittel um 0,72 bzw. 0,96 Logstufen. Immerhin 15 von 24 Patienten erreichten mehr als eine Logstufe. Die Substanz wurde in dieser Studie gut vertragen. Allerdings ist die Pillenlast bislang noch hoch – die Galenik wird verbessert werden müssen. Außerdem könnte eine rasche Resistenz auftreten – die Bindungsstelle von gp120 ist eine der variabelsten Stellen überhaupt, und es scheint, dass HIV relativ schnell Resistenzen gegen ein solches Medikament entwickeln wird. Möglicherweise könnte diese Art Attachment-Inhibitor eine wichtige Rolle in der Entwicklung von Mikrobiziden spielen (Kadow et al. 2006). Die Entwicklung von BMS 488043 wurde 2004 gestoppt, allerdings soll es mit ähnlichen Substanzen laut Firmenangaben weitergehen.

CXCR4-Antagonisten

Der zweite Schritt des Eintritts von HIV in die Zielzelle wird durch so genannte Korezeptoren vermittelt. HIV-Varianten benutzen entweder CCR5- oder CXCR4-Rezeptoren und werden entsprechend ihrem Rezeptortropismus als R5 bezeichnet, wenn sie CCR5 als Korezeptor benutzen; Viren mit einer Präferenz für CXCR4 heißen dagegen X4-Viren. Bei den meisten Patienten sind in den frühen Infektionsstadien R5-Viren zu finden; die virulenteren X4-Viren, die wahrscheinlich auch ein breiteres Spektrum von Zellen infizieren können, treten erst in späten Stadien auf. Bei intensiv vorbehandelten Patienten liegen in etwa der Hälfte der Fälle X4-Viren vor (Hoffmann 2007). Theoretisch ist die Blockade des CXCR4-Rezeptors daher ein attraktives Ziel, da von ihr gerade Patienten mit limitierten Optionen profitieren könnten. Auch die Kombination mit CCR5-Antagonisten erscheint als eine interessante Option. Dennoch ist die Entwicklung der CCR5-Antagonisten viel weiter fortgeschritten als die der CXCR4-Antagonisten (Khan et al. 2007). Dies liegt vor allem daran, dass bei der Blockade von CCR5 zumindest theoretisch weniger klinische Konsequenzen zu befürchten sind – Menschen mit einem angeborenen CCR5-Rezeptordefekt sind gesund. Bei CXCR4 ist ein angeborener, harmloser Defekt im Menschen nicht bekannt. Im Tierversuch hatte die CXCR4-Blockade weit reichende Konsequenzen, z. B. bei der Angiogenese, Hämatopoese oder Hirnentwicklung (Tachibana et al. 1998; Nagasawa et al. 1998; Zou et al. 1998).

- **AMD 11070** ist ein CXCR4-Antagonist von AnorMED. Gesunde Probanden vertrugen AMD 11070 gut, entwickelten allerdings zum großen Teil eine Leukozytose (Stone et al. 2004). In Hämatologenkreisen wurde daher schon diskutiert, ob AMD 11070 nicht als Leukozytenwachstumsfaktor genutzt werden könnte. In zwei Pilotstudien (Moyle et al. 2007; Saag et al. 2007) wurde die Wirksamkeit bei HIV-infizierten Patienten mit dual-tropen Viren bewiesen. Nach 10 Tagen Monotherapie sank die Viruslast bei 4 von 9 bzw. 3 von 6 Patienten um mindestens eine Logstufe. Allerdings scheint die Entwicklung von AMD 11070 nach jüngsten Berichten aufgrund Lebertoxizität vorläufig gestoppt worden zu sein. Die Bindung an den X4-Rezeptor ist etwas anders lokalisiert als die der Vorläufersubstanz AMD 3100, was hoffen lässt, dass es Spielraum in der Entwicklung neuer, potenterer und vor allem weniger toxischer CXCR4-Antagonisten gibt (Wong et al. 2007) – mit AMD 11070 wurde wenigstens ein Anfang gemacht und der Wirksamkeitsnachweis erbracht.

- **KRH-3955** und **KRH-3140** sind zwei CXCR4-Antagonisten der japanischen Firma Kureha, die wahrscheinlich oral bioverfügbar sein werden. Im Tierversuch waren diese Subtanzen in der Lage, Neuinfektionen mit X4-tropen Viren zu verhindern (Tanaka et al. 2006).

Neue Fusionsinhibitoren

Obwohl mit T-20 bzw. Enfuvirtide der erste Entry-Inhibitor ein Fusionsinhibitor (FI) war, ist auf diesem Gebiet derzeit noch wenig Neues in Sicht. Die meist notwendigen subkutanen Injektionen schrecken Patienten und Behandler eher ab – in der HAART-Ära sind die Ansprüche gestiegen. Die Aktivitäten der Industrie halten sich angesichts des mäßigen kommerziellen Erfolgs von T-20 dementsprechend in Grenzen. Ob die »small molecule« FIs, eine neue Gruppe oral verfügbarer FIs, wirksam sind, muss sich erst zeigen (Jiang 2004, 2005; Finnegan 2007).

- **T-649** ist ein T-1249-Analogon, das wie T-20 an die HR2-Region von gp41 bindet. Allerdings überlappt sich die Bindungsstelle nur teilweise mit der von T-20 (Derdeyn et al. 2001). Auch für T-649 wurden Resistenzmechanismen entdeckt (Heil et al. 2002), und nach dem Ende der Entwicklung des ersten T-20-Nachfolgers T-1249 ist es fraglich, ob es mit T-649 weiter geht.

- **FP-21399** wird von Lexigen (früher: Fuji ImmunoPharmaceutical) entwickelt. Bei einer einmaligen Dosis wurde es gut vertragen, die häufigsten Nebenwirkungen waren Hautverfärbungen. Die ersten Daten überzeugten nicht – nur bei 2 von 13 HIV-Patienten sank die Viruslast um mindestens eine Logstufe nach 4 Wochen (Dezube et al. 2000). Seitdem scheint eine Weiterentwicklung ebenfalls sehr fraglich.

■ **TRI-999** und **TRI-1144** sind zwei neue Zweitgenerations-FIs, die von Trimeris in Zusammenarbeit mit Roche entwickelt werden (Delmedico et al. 2006). Potenz und Pharmakokinetik dieser Peptide sollen gegenüber T-20 nach Untersuchungen an Affen deutlich verbessert sein. Zwar ist die Gabe via Injektionen weiterhin notwendig, möglicherweise dafür aber nur einmal pro Woche. Daten zu Untersuchungen am Menschen liegen bislang nicht vor, es soll wohl mit TRI-1144 weitergehen.

■ **Sifuvirtide** ist ein neuer FI, der in China entwickelt wird. In Affen zeigte sich eine längere Halbwertszeit gegenüber T-20, allerdings ist die orale Gabe ebenfalls nicht möglich (Dai et al. 2005). Die Affinität gegenüber gp41 ist vermutlich höher als bei T-20. Angeblich sind in China Phase-1-Studien am Menschen bereits durchgeführt worden (einmal tägliche Gabe bei einer Halbwertszeit von 39 Stunden), publizierte Daten liegen noch nicht vor.

■ **SP01A** von Samaritan Pharmaceuticals ist eine Substanz, die vollkommen anders wirkt als alle anderen Hemmer des HIV-Eintritts und vor allem deswegen von Interesse ist. Als Procainhydrochlorid reduziert SP01A die Expression des Schlüsselenzyms HMG-CoA-Reduktase, entzieht der Zellmembran letztlich Cholesterol und scheint nicht nur in vitro so die Fusion von Virus und Zelle zu hemmen. Die Wirksamkeit dieser Substanz, die seit vielen Jahren immer wieder bei HIV-Patienten untersucht wurde, konnte bislang in drei Phase-II-Studien am Menschen gezeigt werden. Die antivirale Wirkung ist allerdings eher mäßig; in der bislang höchsten Dosis von 800 mg zeigten lediglich 50% der Patienten überhaupt einen Viruslastabfall. Nach 10 Tagen Monotherapie zeigte sich ein Abfall der Viruslast von 0,4 Logstufen, nach 28 Tagen von 0,5 Logstufen. Publiziert wurden diese Daten im Juli 2007 auf der Website der Firma (www.samaritanpharma.com) und der FDA-Website.

■ **VIRIP** blockiert wahrscheinlich den Eintritt von HIV-1 in die Zelle, indem es mit dem gp41-Fusionspeptid interagiert. Forscher aus Ulm entdeckten das Peptid in Hämofiltrat, also jener Flüssigkeit, die bei der Hämofiltration aus dem Blut von Dialysepatienten filtriert wird, um es durch eine Elektrolytlösung zu ersetzten. Somit ist VIRIP ein »natürlicher« Entry-Inhibitor, dessen antiretrovirale Aktivität sich durch leichte Modifikationen bzw. Austausch einiger weniger Aminosäuren übrigens noch deutlich steigern ließ (Münch et al. 2007). Erste Studien am Menschen zu dieser hoch interessanten Substanz sollen in 2008 beginnen.

Literatur

Daar ES, Li XL, Moudgil T, Ho DD. High concentrations of recombinant soluble CD4 are required to neutralize primary human immunodeficiency virus type 1 isolates. Proc Natl Acad Sci USA 1990; 87:6574–6578

Dai SJ, Dou GF, Qiang XH, et al. Pharmacokinetics of sifuvirtide, a novel anti-HIV-1 peptide, in monkeys and its inhibitory concentration in vitro. Acta Pharmacol Sin 2005; 26:1274–1280

Delmedico M, Bray B, Cammack N, et al. Next generation HIV peptide fusion inhibitor candidates achieve potent, durable suppression of virus replication in vitro and improved pharmacokinetic properties.13th CROI 2006, Denver, Abstract 48

Derdeyn C, Decker J, Sfakiands J, et al. Sensitivity of HIV-1 to fusion inhibitors is modulated by coreceptor specificity and involves distinct regions of gp41.1st IAS 2001, Buenos Aires, Argentina, Abstract 75

Dezube BJ, Dahl TA, Wong TK, et al. A fusion inhibitor (FP-21399) for the treatment of HIV infection: a phase I study. J Infect Dis 2000; 182:607–610

Duensing T, Fung M, Lewis S, Weinheimer S. In vitro characterization of HIV isolated from patients treated with the entry inhibitor TNX-355. 13th CROI 2006, Denver. Abstract 158 LB

Finnegan C, Nitz T, Yunus A, et al. Discovery of a novel class of orally bioavailable HIV-1 fusion inhibitors. 4th International AIDS Society Conference on Pathogenesis, Treatment, and Prevention, July 2007, Sydney, Australia

Hanna G, Lalezari L, Hellinger J, et al. Antiviral activity, safety, and tolerability of a novel, oral small-molecule HIV-1 attachment inhibitor, BMS-488043, in HIV-1-infected subjects.11th CROI 2004, San Francisco, Abstract 141

Heil M, Decker J, Sfakianos J, et al. Analysis of patient-derived HIV-1 isolates suggests a novel mechanism for decreased sensitivity to inhibition by T-20 and T-649. 9th CROI 2002, Seattle, Abstract 392

Hoffmann C. The epidemiology of HIV coreceptor tropism. Eur J Med Res 2007; 12:385–390

Jacobson JM, Kuritzkes DR, Godofsky E, et al. Phase 1b study of the anti-CD4 monoclonal antibody TNX-355 in HIV-infected subjects: safety and antiretroviral activity of multiple doses.11th CROI 2004, San Francisco, Abstract 536

Jiang S, Lu H, Liu S, et al. Small molecule HIV entry inhibitors targeting gp41. 3rd IAS 2005, Rio de Janeiro, Abstract TuOa0201

Jiang S, Lu H, Liu S, Zhao Q, He Y, Debnath AK. N-substituted pyrrole derivatives as novel human immunodeficiency virus type 1 entry inhibi-tors that interfere with the gp41 six-helix bundle formation and block virus fusion. Antimicrob Agents Chemother 2004; 48:4349–4359

Kadow J, Wang HG, Lin PF. Small-molecule HIV-1 gp120 inhibitors to prevent HIV-1 entry: an emerging opportunity for drug development. Curr Opin Investig Drugs 2006; 7:721–726

Khan A, Greenman J, Archibald SJ. Small molecule CXCR4 chemokine receptor antagonists: developing drug candidates. Curr Med Chem 2007; 14:2257–2277

Kuritzkes DR, Jacobson J, Powderly WG, et al. Antiretroviral activity of the anti-CD4 monoclonal antibody TNX-355 in patients infected with HIV type 1. J Infect Dis 2004; 189:286–291

Moyle G, DeJesus E, Boffito M, et al. CXCR4 antagonism: proof of activity with AMD 11070.14th CROI 2007, Los Angeles, Abstract 511

Munch J, Standker L, Adermann K, et al. Discovery and optimization of a natural HIV-1 entry inhibitor targeting the gp41 fusion peptide. Cell 2007; 129:263–275

Nagasawa T, Tachibana K, Kishimoto T. A novel CXC chemokine PBSF/SDF-1 and its receptor CXCR4: their functions in development, hematopoiesis and HIV infection. Semin Immunol 1998; 10:179–185

Norris D, Morales J, Godofsky E, et al. TNX-355, in combination with optimized background regimen, achieves statistically significant viral load reduction and CD4 cell count increase when compared with OBR alone in phase 2 study at 48 weeks. XVI IAC 2006, Toronto, Abstract ThLB0218

Saag M, Rosenkranz S, Becker S, et al. Proof of concept aof ARV activity of AMD 11070 (an orally administered CXCR4 entry inhibitor): results of the first dosing cohort A studied in ACTG protocol A5210). 14th CROI 2007, Los Angeles, Abstract 512

Schooley RT, Merigan TC, Gaut P, et al. Recombinant soluble CD4 therapy in patients with the acquired immunodeficiency syndrome (AIDS) and AIDS-related complex. Ann Intern Med. 1990; 112:247–253

Stone N, Dunaway S, Flexner C, et al. Biologic activity of an orally bioavailable CXCR4 antagonist in human subjects. XV IAC 2004, Bangkok, Abstract TuPeB4475

Tachibana K, Hirota S, Iizasa H, et al. The chemokine receptor CXCR4 is essential for vascularization of the gastrointestinal tract. Nature 1998; 393:591–594

Tanaka Y, Okuma K, Tanaka R, et al. Development of novel orally bioavailable CXCR4 antagonist, KRH-3955 and KRH-3140: binding specificity, pharmacokinetics and anti-HIV activity in vivo and in vitro. 13th CROI 2006; Denver, Colorado. Abstract 49LB

Trkola A, Ketas T, Kewalramani VN, et al. Neutralization sensitivity of human immunodeficiency virus type 1 primary isolates to antibodies and CD4-based reagents is independent of coreceptor usage. J Virol 1998; 72:1876–1885

Wong R, Bodard V, Metz M, et al. Understanding the interactions between CXCR4 and AMD 11070, a first-in-class small-molecule antagonist of the HIV coreceptor. 14th CROI 2007, Los Angeles, Abstract 495

Zou YR, Kottmann AH, Kuroda M, Taniuchi I, Littman DR. Function of the chemokine receptor CXCR4 in haematopoiesis and in cerebellar development. Nature 1998; 393:595–599

Teil IV CCR5 – Drei Fallberichte

Maraviroc in Early HIV Disease

Mark A. Wainberg and Jorge Martinez-Cajas

Introduction

Maraviroc (MVC) is a compound that has recently been approved by the Food and Drug Administration in the United States and in other jurisdictions for the therapy of patients who suffer from HIV disease (FDA 2007). This approval has been granted for individuals who have failed a variety of first-line treatment regimens and who are now in need of compounds that will act against viruses that have developed resistance against other drugs. One advantage of MVC is that it antagonizes a cellular rather than viral target. Accordingly, resistance against MVC should be relatively difficult to develop on the part of HIV, since substitutions may be required at the cellular rather than viral level, a much more difficult process. In spite of this, concern exists in regard to the ability of MVC to be used in patients who harbour viruses that are tropic for CXCR4 receptors and/or who have virus of mixed or dual tropism i.e. both CCR5 and CXCR4 co-receptors (i.e. dual and/or mixed, D/M) (Lorenzen et al. 2007).

In contrast, it has been shown that most individuals who harbour early stage disease are far more likely to have viruses that are unequivocally CCR5 in terms of tropism as opposed to having viruses that are D/M (Connor et a. 1997). This has led to efforts to understand the potential role of MVC and other CCR5 inhibitors in early HIV disease. The current article assesses current information that is available on this subject.

Rationale for Use of Maraviroc in Early Stage Disease

Transmission of HIV-1 to a newly infected individual is likely to involve a heterogeneous mixture of viruses of both CCR5 and CXCR4. For reasons that are still unclear, it appears as though HIV infection is near-clonal and involves, initially at least, a single outgrowth of a predominant viral species that is almost always uniquely CCR5 in regard to tropism (Roos et al. 1992). It is only after viral replication occurs that extensive diversity will take place and, indeed, the emergence of viruses of D/M tropism may occur (Schuitemaker et al. 1992). This gives impetus to the use of CCR5 inhibitors as components of first-line therapy. Indeed, there is considerable rationale for such an approach, largely because compounds such as MVC should logically have their greatest potential impact at this stage. Furthermore, the use of MVC during later stages of disease usually requires a tropism assay, in order to be sure that viruses of D/M tropism are not present (Lorenzen et al. 2007). Several clinical trials have documented that CCR5 inhibitors are unlikely to be effective during late stage illness under circumstances in which D/M viruses are detected (Nelson et al. 2007; Lalezari et al. 2007).

Evaluation of the Presence of CCR5 and CXCR4-Tropic Viruses in Viral Populations

MVC works by blocking the CCR5 receptor site at the membrane of susceptible cells. This is an important target and the results of the MOTIVATE trials have shown that MVC can be an extremely effective compound, when combined with other antiretroviral agents, in the treatment of this fairly advanced patient population.

At the same time, however, MVC seems to lack effectiveness against viruses that are tropic for the CXCR4 co-receptor (Nelson et al. 2007; Lalezari et al. 2007). In addition, CXCR4-tropic variants are more common in patients with more advanced disease than in untreated individuals or in patients whose HIV disease status may not be far advanced (Connor et al. 1997). This has created a need to determine the tropism of HIV isolates by phenotypic assay. The best recognized procedure of this type is the phenotypic recombinant Trofile assay, currently carried out by Monogram Biosciences in California (Whitcomb et al. 2007). This has created a need to send specimens to Monogram for phenotyping and identification of relevant tropism, prior to the initiation of therapy with MVC.

There are conflicting data in the literature in regard to the extent to which performance of a tropism assay may always be necessary. Clearly, patients with subtype B viruses who have advanced disease are likely to have a high proportion of CXCR4-tropic viruses, thus mandating the use of the Trofile assay at this time for such populations. Although hope has been expressed that the Trofile assay might be replaced over time by a far less costly genotyping procedure, most likely based on analysis of envelope sequences, data obtained to date have not validated this possibility (Skrabal et al. 2007; Delobel et al. 2007). In all likelihood, performance of the Trofile assay will continue to represent a gold standard for at least the next several years.

Another area of controversy is the extent to which viruses of all subtypes may possess CXCR4-tropic variants and whether this will occur to the same extent as has been seen with subtype B viruses. This question assumes importance in view of the fact that non-subtype B viruses represent a large majority of isolates on a worldwide basis. In addition, immigration has now ensured that non-subtype B viruses are seen with increasing frequency, even in western European and North American settings (Aggarwal et al. 2006; Descamps et al. 2005, Akouamba et al. 2005). This has created a need to assess the extent to which CXCR4 tropism may indeed represent a problem for CCR5 inhibitors such as MVC, or whether the problem of CXCR4 presence may be exaggerated to some extent.

Use of Maraviroc in Drug-Naïve Patients

A series of phase 1-2 studies initially documented the ability of MVC to significantly diminish HIV viral loads in patients not previously treated with anti-retroviral drugs (ARVs) (Nelson et al. 2007; Lalezari et al. 2007). More recently, the MERIT trial assessed the effect of MVC in early stage disease (Saag et al. 2007). This was a double-blind controlled trial that evaluated the use of MVC versus Efavirenz (EFV) in drug-naïve patients who also received two NRTIs.

The study revealed the following: On the basis of non-inferiority, the two drugs, i.e. EFV and MVC, were shown to result in similar reductions in viral load, so long as the patients who initiated therapy all possessed <100.000 copies of viral RNA per ml at baseline. In regard to patients harbouring higher viral loads, the principle of non-inferiority was not attained on the part of MVC versus EFV.

The above studies, although disappointing in part, should not be considered as discouraging in regard to future studies on the potential use of MVC in first-line therapy. For one thing, questions have been raised in regard to the reliability of performing tropism assays at the San Francisco study site of Monogram Biosciences Inc., in view of long travel distances and times from centres in developing countries in the southern hemisphere, that represented approximately one-half of all samples evaluated. This may be a major reason why patients in southern hemisphere countries did not apparently fare as well as patients in northern hemisphere countries. The latter finding may be counter-intuitive, in view of the fact that there is some evidence to suggest that CXCR4 tropism may be less likely to occur in viruses of subtype C origin, that are most predominant in southern hemisphere countries, particularly those of southern Africa.

In all likelihood, MVC should be studied in the context of a new potential paradigm of HIV therapeutics. One way of doing this might be to carry out a trial among naïve patients in which MVC is coupled together with a boosted protease inhibitor (PI), thus assuring a high genetic barrier in regard to development of resistance against MVC in this two component arm that would also directly target the HIV protease. PIs to be potentially included in such an analysis could be Lopinavir (LPV)/r or Darunavir (DRV)/r, which was shown to be highly efficacious in the ARTEMIS study (ICAAC, September 2007). In this context, the two drug combination of MVC/DRV/r could be used in naïve patients in direct comparison against a standard three-drug regimen such as EFV/TDF/FTC. In the event that non-inferiority was attained between the regimens, this would then be a major victory for the two-drug MVC-containing arm of the study. In contrast, failure to achieve non-inferiority would not necessarily be seen as a failure for MVC, but might more accurately reflect the fact that two drugs may not be as potent as a three-drug combination in achieving reductions of viral load.

CD4 Counts

In addition, clinical trials carried out to date with MVC have revealed that individuals who receive this drug are likely to have higher CD4 counts than patients who do not (Nelson et al. 2007; Lalezari et al. 2007). This has been shown in both experienced individuals as well as in the MERIT study in which MVC was administered in comparison with EFV to patients who had not previously received any form of antiretroviral therapy. Moreover, even individuals who failed therapy with MVC are likely to have higher CD4 counts at time of failure than individuals who fail other drug regimens that do not include this compound. These increases in CD4 levels, despite viral load rebound, hold true, regardless whether people fail MVC-based regimens with X4 viruses, D/M viruses, or R5 viruses only. It is important that the reasons for these CD4 rebounds be evaluated. One possibility is that MVC may stimulate overall production of CD4 lymphocytes, in a manner similar to that observed with use of certain compounds that antagonize the CXCR4 receptor in clinical trials. This may have involved effects on bone marrow. However, this question in regard to inhibitors of CXCR4 is unlikely to be pursued, in view of the fact that almost all CXCR4 inhibitors have now been discontinued in regard to further clinical evaluation. In contrast, it would be important and interesting to understand whether bone marrow effects might play a role in regard to CD4 rebounds in individuals who receive MVC as a component of antiretroviral therapy.

A related issue is whether the CD4 cells that rebound in the aftermath of MVC use may be more prone to becoming infected by either X4 or D/M variants in comparison with the CD4 population that emerge after therapy with non-MVC-containing regimens. It might also be important to evaluate whether such cells could also be hyper-susceptible to infection by CCR5-variants of HIV-1, although, presumably, their ability to initiate new infections would continue to be inhibited by the presence of MVC. However, it has also been demonstrated that certain CCR5 tropic variants may be able to use complexes between MVC and CCR5 receptors to gain entry into cells (Westby et al. 2004). Is it conceivable that this may occur more frequently in the context of rebounding CD4 populations?

All of the above questions can be answered through access to peripheral blood from patients who have experienced CD4 rebound while on MVC-containing regimens. Cells from patients in the MOTIVATE and MERIT trials could be compared in regard to susceptibilities to R5/X4 and various D/M variants. The possibility that rebounding CD4 cells, in response to MVC, might be more prone to infection by X4 variants could help to provide an explanation for at least some instances of MVC failure, concomitant with selection and/or emergence of X4 variants. Hopefully, studies to address the above questions will soon be underway and help to provide important answers in regard to issues of the future use of MVC in antiviral therapy, in both naïve patients as well as in treatment-experienced individuals.

Summary and Conclusions

MVC shows great hope for the treatment of HIV disease. Its use is marked by profound increases in numbers of CD4 counts. The latter may sometimes serve to mask benefit if higher CD4 numbers may also add to the number of cells that might potentially be infectable by HIV of either D/M or CCR5 tropism.

In this context, it is important to note that a multitude of studies have shown that it is preferable to have a high CD4 count than a low viral load, although clearly, it is preferable that optimal responsiveness to therapy results in both of these types of results.

It is too early to state whether higher viral loads that were seen, as an example, in the MERIT study represent treatment failures. Alternatively, the use of a drug such as MVC, a first of class compound that acts against a cellular rather than a viral target, may demand that the interpretation of results be deferred until more data are available in the context of an agent that has a more complex mode of action against HIV replication than any other drug in the armamentarium.

References

Aggarwal I, Smith M, Tatt ID, et al. Evidence for onward transmission of HIV-1 non-B subtype strains in the United Kingdom. J Acquir Immune Defic Syndr 2006; 41:201–209

Akouamba BS, Viel J, Charest H, et al. HIV-1 genetic diversity in antenatal cohort, Canada. Emerg Infect Dis 2005; 11:1230–1234

Connor RI, Sheridan KE, Ceradini D, Choe S, Landau NR. Change in coreceptor use coreceptor use correlates with disease progression in HIV-1 – infected individuals. J Exp Med 1997; 185:621–628

Delobel P, Nugeyre MT, Cazabat M, et al. Population-based sequencing of the V3 region of env for predicting the coreceptor usage of human immunodeficiency virus type 1 quasispecies. J Clin Microbiol 2007; 45:1572–1580

Descamps D, Chaix ML, Andre P, et al. French national sentinel survey of antiretroviral drug resistance in patients with HIV-1 primary infection and in antiretroviral-naive chronically infected patients in 2001-2002. J Acquir Immune Defic Syndr 2005; 38:545–552

FDA Approves Novel Antiretroviral Drug. FDA. (Accessed October 24, 2007, 2007, at http://www.fda.gov/bbs/topics/NEWS/2007/NEW01677.html)

Lalezari J, Goodrich J, DeJesus E, et al. Efficacy and safety of maraviroc plus optimized background therapy in viremic ART-experienced patients infected with CCR5-tropic HIV-1: 24-week results of a phase 2b/3 study in the US and Canada. 14th Conference on retroviruses and opportunistic infections. Los Angeles, CA, USA; 2007, Abstract 104bLB

Lorenzen T, Stoehr A, Walther I, Plettenberg A. CCR5 antagonists in the treatment of treatment-experienced patients infected with CCR5 tropic HIV-1. Eur J Med Res 2007; 12:419–425

Nelson M, Fätkenheuer G, Konourina I, et al. Efficacy and safety of maraviroc plus optimized background therapy in viremic, ART-experienced patients infected with CCR5-tropic HIV-1 in Europe, Australia, and North America: 24-week results. 14th Conference on retroviruses and opportunistic infections. Los Angeles, CA, USA; 2007, Abstract 104aLB

Roos MT, Lange JM, de Goede RE, et al. Viral phenotype and immune response in primary human immunodeficiency virus type 1 infection. J Infect Dis 1992; 165:427–432

Saag M, Ive P, Heera J, et al. A multicenter, randomized, double-blind, comparative trial of a novel CCR5 antagonist, maraviroc versus efavirenz, both in combination with Combivir (zidovudine [ZDV] / lamivudine [3TC]), for the treatment of antiretroviral naïve patients infected with R5 HIV-1: week 48 results of the MERIT study. Fourth International AIDS Society Conference on HIV Treatment and Pathogenesis. Sydney; 2007, Abstract WESS104

Schuitemaker H, Koot M, Kootstra NA, et al. Biological phenotype of human immunodeficiency virus type 1 clones at different stages of infection: progression of disease is associated with a shift from monocytotropic to T-cell-tropic virus population. J Virol 1992; 66:1354–1360

Skrabal K, Low AJ, Dong W, et al. Determining human immunodeficiency virus coreceptor use in a clinical setting: degree of correlation between two phenotypic assays and a bioinformatic model. J Clin Microbiol 2007; 45:279–284

Westby M, Smith-Burchnell C, Mori J. In vitro escape of R5 primary isolates from the CCR5 antagonist, UK-427,857, is difficult and involves continues use of the CCR5 receptor. Antivir Ther 2004; 9:S10

Whitcomb JM, Huang W, Fransen S, et al. Development and characterization of a novel single-cycle recombinant-virus assay to determine human immunodeficiency virus type 1 coreceptor tropism. Antimicrob Agents Chemother 2007; 51:566–575

Maraviroc in der späten Infektion

Hans-Jürgen Stellbrink

Maraviroc ist derzeit für die Behandlung von Patienten mit resistenten Virusvarianten in späteren Phasen der antiretroviralen Therapie zugelassen. Sein klinischer Einsatz wird durch die Wirkung nur auf CCR5-gebrauchende Virusstämme eingeschränkt, die in der späten Phase der HIV-Infektion und nach längerer Vortherapie nur in etwas weniger als der Hälfte der Fälle dominieren. Das entsprechende Testverfahren (Trofile-Assay) ist hochsensitiv, seine Durchführung erfordert allerdings eine Plasmavirämie von mindestens 500–1000 Viruskopien pro ml. Ähnliches gilt für Sequenzierungsverfahren, die darüber hinaus weniger sensitiv minore CXCR4-gebrauchende Virusvarianten detektieren.

In der klinischen Routine wird jedoch häufig die Umstellung einer versagenden antiretroviralen Therapie bereits bei geringem ausgeprägtem Versagen notwendig. Bei Patienten mit Therapieversagen und niedriger Plasmavirämie fehlt daher häufig eine Entscheidungsgrundlage für oder gegen den Einsatz der Substanz.

Anhand eines Fallbeispiels sollen die Aspekte des Einsatzes der Substanz in dieser Phase der Infektion diskutiert werden.

Bei dem 58-jährigen männlichen Patienten wurde im Februar 1986 eine HIV-Subtyp-B-Infektion diagnostiziert. Im April 1993 trat eine Kategorie-B-Symptomatik auf (orale Haarleukoplakie), im Mai 1995 kam es zu einem monosegmentalen Herpes zoster, im September 1995 zu einer rezidivierenden oralen Candidose. Der Patient erhielt seit Oktober 1993 eine antiretrovirale Therapie mit Zidovudin (+ Zalcitabin-Placebo) im Rahmen der DELTA-Studie. ◘ Abbildung 12.1 zeigt den Verlauf von Plasmavirämie (blau, grün) und CD4+-Zellzahl (rot) in Verbindung mit multiplen aufeinander folgenden antiretroviralen Therapien. Der CD4-Nadir lag bei 70 Zellen/µl, die höchste Plasmavirämie bei 141.500 Kopien pro ml. Als Therapiekomplikationen traten eine erhebliche Lipodystrophie, eine Hyperlipoproteinämie und erhebliche Diarrhoen mit zum Teil imperativem Stuhldrang unter jeder Ritonavir-haltigen Kombination auf. Die Therapie mit Ritonavir-geboosterten Proteaseinhibitoren wurde als kaum erträglich angesehen.

Aktuell war es unter einer Kombination von Zidovudin, Lamivudin, Abacavir, Tenofovir und Lopinavir/Ritonavir zu einem Anstieg der Plasmavirämie auf 760 Kopien pro ml und einem Absinken der CD4+-Zellzahl bei 337/µl gekommen. Der Patient hatte bereits drei Jahre lang Enfuvirtide erhalten; zuletzt war es darunter zu einem Anstieg der Plasmavirämie gekommen.

Die bisher angewendeten antiretroviralen Therapien beinhalteten sequenzielle Monotherapien mit Zidovudin, Zalcitabin und Didanosin sowie Kombinationstherapien mit den

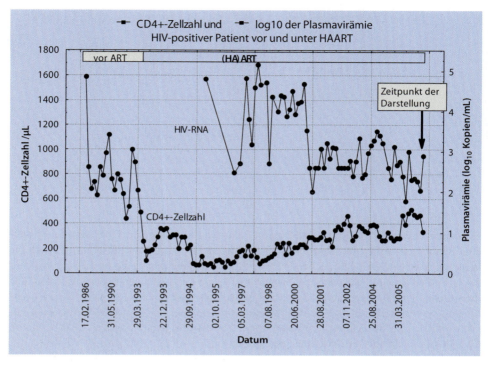

Abb. 12.1. Fallvorstellung: Verlauf von CD4+-Zellen und Plasmavirämie

Nukleosidanaloga Lamivudin, Stavudin, Abacavir und Reverset (experimentell) sowie dem Ribonukleotid-Reduktaseinbibitor Hydroxyurea. Weiterhin wurden die nichtnukleosidalen Reverse-Transkriptase-Inhibitoren (NNRTI) Nevirapin, Efavirenz und Delavirdin, die Proteaseinhibitoren Saquinavir (Hartgelatinekapseln), Indinavir, Nelfinavir, Ritonavir, Amprenavir, Lopinavir und der Fusionsinhibitor Enfuvirtide in verschiedenen Kombinationen gegeben, ohne dass die Plasmavirämie anhaltend nicht nachweisbare Werte erreichte (s. oben).

Abbildung 12.2 zeigt die Ergebnisse einer aktuellen Resistenzanalyse und die Summation aller jemals im Verlauf detektierten Resistenzmutationen (»Worst case«-Szenario). Die aktuelle Resistenzlage entsprach also im Wesentlichen der breitesten im Verlauf jemals beobachteten (Kreuz-)Resistenz.

Wird diese Resistenzsituation in Resistenzinterpretationsalgorithmen analysiert, so ergibt sich z. B. im HIV-GRADE-System (http//www.hiv-grade.de) für die aktuelle Resistenzanalyse eine Teilsensitivität für Tipranavir und eine erhaltene Sensitivität für Darunavir und Etravirine. Somit bestand keine Möglichkeit zu der vom Patienten dringend gewünschten Kombination ohne die erheblich einschränkenden gastrointestinalen Nebenwirkungen von Ritonavir.

Um die Möglichkeit des Einsatzes von Maraviroc zu prüfen, wurde ein Tropismustest veranlasst. Dieser scheiterte an der zu geringen Plasmavirämie, die bei Kontrolle nur noch 120 Kopien pro ml ergab. Auch die Sequenzierung des V3-Loop gelang wegen der zu geringen Plasmavirämie nicht. Bezüglich des Tropismus konnte also keine Klärung erreicht werden, sodass keine rationale Basis für einen Einsatz von Maraviroc bestand.

RT	M41	K65	D67	T69	69SSS	K70	L74	V75	K103	V106	V118	Q151	V179	Y181	M184	Y188	G190	H208	L210	R211	L214	T215	K219
aktuell	N								N					C	V				W			Y	
"worst case"	N							R	N					C	V				W			YS	

Protease	L10	K20	D30	L33	M36	M46	G48	I50	L63	A71	G73	V77	V82	I84	L90	I93
aktuell	F			F				L		P			V	A	M	L
"worst case"	FI			F				L		P			V	A	M	L

■ **Abb. 12.2.** Aktuelle Resistenzmutationen und Zusammenfassung zuvor detektierter Resistenzen (»worst case«)

Der Patient erhielt im Folgenden Zidovudin, Tenofovir, Emtricitabine, Darunavir/r und Raltegravir und erreichte darunter eine nicht nachweisbare Plasmavirämie.

Anhand des Falles lässt sich verdeutlichen, dass die Diagnostik des Tropismus trotz der verfügbaren sensitiven phänotypischen Bestimmungsmethoden noch verbessert werden muss.

Für eine frühzeitige Umstellung bei einem virologischen Versagen mit unter 500–1000 Viruskopien pro ml stehen noch keine ausreichend sensitiven diagnostischen Verfahren zur Verfügung. Die genotypische Analyse mit Sequenzierung des V3-Loop und Prädiktionsalgorithmen ist bei der Detektion von Minoritätspopulationen mit X4-Gebrauch nicht ausreichend sensitiv.

Obwohl Maraviroc nicht dafür zugelassen ist, wird sich angesichts der häufig auf Dauer nicht hinnehmbaren Toxizität der aktuell verfügbaren Substanzen (z. B. gastrointestinale Toxizität durch Ritonavir-geboosterte Proteaseinhibitoren) ein Austausch der toxischen Komponente durch Maraviroc anbieten. Dafür muss geklärt werden, ob eine Tropismusanalyse auch in Abwesenheit einer detektierbaren Plasmavirämie aus mononukleären Zellen des peripheren Blutes (PBMC) durchgeführt werden und daraus das Ansprechen mit ausreichender Sicherheit vorhergesagt werden kann. Diese Anwendung geht derzeit über den Indikationsbereich der Substanz laut Zulassung hinaus, könnte aber, wenn durch Studienergebnisse unterstützt, zukünftig einen wichtigen Bereich der Anwendung der Substanz darstellen. Es sind daher weitere Studien zu dieser Indikationsausweitung erforderlich.

Im Falle des vorgestellten Patienten wird nach wie vor ein Wechsel zu einer Kombination mit geringerer gastrointestinaler Toxizität angestrebt. Um abschätzen zu können, ob Maraviroc als Ersatz für Darunavir/r in der aktuellen Kombination des Patienten überhaupt in Frage kommt, wäre eine sensitivere Testmethodik bzw. die Validierung einer Tropismusanalyse aus PBMC erforderlich. Bis zum Vorliegen weiterer und günstiger Daten zur Testmethodik und zu klinischen »Switch«-Studien wird voraussichtlich in diesem Fall der geboosterte Proteaseinhibitor das »Rückgrat« der Therapie bilden müssen.

Der kritische Fall

Christian Hoffmann

Einleitung

Neue Medikamente bergen Risiken. Angesichts der (glücklicherweise) nach wie vor raschen Entwicklung neuer Medikamente im HIV-Bereich vergehen oft nur wenige Jahre vom Labor zur Klinik. So lagen beim CCR5-Antagonisten Maraviroc nicht einmal 24 Monate zwischen der ersten wichtigen Publikation klinischer Studien am Menschen (Fätkenheuer et al. 2005) und der Zulassung im Herbst 2007. Häufig lernen HIV-Behandler deswegen die neuen Medikamente erst »am Patienten« kennen und relevante Probleme kristallisieren sich oft erst Jahre nach der Zulassung heraus – die Lipodystrophie unter NRTIs und Proteaseinhibitoren ist dafür nur ein Beispiel. Auch in großen HIV-Schwerpunktzentren hat bislang jeder Behandler nur bei einigen wenigen Patienten mit Maraviroc Erfahrung sammeln können. Umso wichtiger ist es, dass bei einer so faszinierenden neuen Substanz wie diesem ersten oral verfügbaren Entry-Inhibitor nicht nur die neuesten Erfolgsmeldungen zur antiviralen Wirksamkeit aus den immer gleichen drei oder vier klinischen Studien wiederholt werden, sondern dass auch auf potentielle Risiken einer gänzlich neuen Wirkstoffklasse geachtet wird. Gerade die Fälle, in denen die Behandlung, aus welchen Gründen auch immer, keinen optimalen Erfolg zeigte, müssen diskutiert werden. Im Folgenden werden zwei Fälle besprochen, bei denen es zu Problemen unter einer Therapie mit CCR5-Antagonisten kam.

Falldiskussion 1

Vorgestellt wird ein Fall einer HIV-infizierten Patientin, die unter Maraviroc nach etwa 6–8 Wochen eine schwere Myositis entwickelte. Ob die Myositis letztlich durch Maraviroc verursacht wurde, lässt sich natürlich nicht beweisen, der zeitliche Zusammenhang spricht allerdings dafür. Andere Substanzen kamen nicht in Frage, Autoimmunerkrankungen sowie infektiöse Ursachen wurden mittels einer breiten Diagnostik ebenfalls weitgehend ausgeschlossen.

Ende April 2007 kam eine von der amerikanischen Food and Drug Administration (FDA) veröffentliche Sicherheitsanalyse der beiden placebokontrollierten Studien 1027 und 1028 zu dem Ergebnis, dass ein erhöhtes Risiko von Myositiden unter Maraviroc zumindest »möglich« wäre (FDA 2007). Bezogen auf die Termini Kreatininkinaseerhöhung, Myositis, Rhabdomyolysis wurden nach 24 Wochen unter Maraviroc einmal täglich insgesamt 7 (1,7%), unter Maraviroc zweimal täglich 11 (2,6%) unerwünschte Ereignisse gefunden, verglichen mit nur einem Ereignis (0,5%) unter Placebo. Über den Mechanismus dieser unerwünschten Nebenwirkung kann derzeit nur spekuliert werden. Denkbar wäre allerdings, dass über das Andocken des CCR5-Antagonisten an den Rezeptor möglicherweise eine Autoimmunreaktion ausgelöst wird. Im Affenmodell war dies allerdings nicht der Fall (Peters et al. 2005). Die CK-Erhöhungen unter Maraviroc waren in den Studien allerdings – im Gegensatz zum vorliegenden Beispiel – meist milde. Letztlich muss auch betont werden, dass Maraviroc in allen Studien insgesamt bislang hervorragend verträglich war. So war die Abbruchrate aufgrund von Nebenwirkungen bei therapienaiven Patienten deutlich geringer als unter einer Standardsubstanz wie Efavirenz (Saag et al. 2007).

Zudem hat eine ganze Reihe von Studien an Personen mit dem genetischen Defekt von CCR5 keinen Krankheitswert entdecken können (Mitchell et al. 2000). Angesichts ihres Mechanismus und eines offensichtlich protektiven Effekts der Delta-32-Deletion bei der juvenilen Arthritis werden CCR5-Antagonisten derzeit sogar in der Rheumatologie getestet (Salvarani et al. 2000; Wheeler et al. 2007). Auf der anderen Seite darf zumindest bezweifelt werden, dass die Langzeitblockade der CCR5-Chemokinrezeptoren ohne jede Konsequenz bleiben wird. So wurde die Delta-32-Deletion in den letzten Monaten mit einer erhöhten Rate an West-Nile-Virus-Infektionen (Glass et al. 2006) und mit Schizophrenien (Rasmussen et al. 2006) in Verbindung gebracht. Zwar müssen diese überraschenden Resultate noch bestätigt werden, doch scheint angesichts der aktuell vorliegenden Daten und der noch sehr kurzen Beobachtungszeit Wachsamkeit geboten. Es bleibt außerdem wichtig, dass weiter Erfahrungen auch zum längeren Einsatz der CCR5-Antagonisten zusammengetragen werden.

Falldiskussion 2

Vorgestellt wird ein therapienaiver Patient, der unter CCR5-Blockade ein virologisches Versagen entwickelte. Unter der Initialtherapie kam es zur Ausbildung der relevanten NRTI-Mutation M184V, bei der anschließenden Umstellung auf einen NNRTI überdies noch zur Ausbildung einer NNRTI-Mutation, sodass für den Patienten innerhalb kürzester Zeit mehrere wichtige Therapieoptionen verloren gingen. Diskutiert wird anhand des Falles, ob und wie die Umstellung der Therapie hätte optimiert werden können.

In der Primärtherapie sind nach den derzeit verfügbaren Daten CCR5-Antagonisten noch nicht sinnvoll. In der MERIT-Studie (Backbone: Zidovudine plus Lamivudine) zeigte sich bei therapienaiven Patienten mit R5-tropen Viren zwar eine bessere Verträglichkeit von Maraviroc gegenüber Efavirenz, jedoch innerhalb einer Beobachtungsdauer von 48 Wochen auch ein etwas schlechteres virologisches Ansprechen. Aufgrund fehlender Wirksamkeit brachen unter Maraviroc 43 von 360 Patienten (11,9%) ihre Primärtherapie ab, verglichen mit 15 von 361 (4,2%) Patienten unter Efavirenz. Die virologische Effektivität war aus bislang nicht geklärten Ursachen regional unterschiedlich – die Unterschiede waren lediglich in der südlichen Hemisphäre aufgetreten, während in Ländern der nördlichen Hemisphäre keine Unterschiede zutage traten.

Die Daten einer Phase-II-Studie zu dem neben Maraviroc auch bereits relativ weit in der Entwicklung befindlichen CCR5-Antagonisten Vicriviroc an 91 therapienaiven Patienten waren ebenfalls nicht ermutigend (Greaves et al. 2006). Vicriviroc war in verschiedenen Dosen gegen Efavirenz verglichen worden (alle Patienten hatten Zidivudine und Lamivudine zusätzlich bekommen). Nach einer mittleren Beobachtungsdauer von 32 Wochen musste die Studie sogar vorzeitig beendet werden, weil Vicriviroc-Patienten deutlich häufiger ein Therapieversagen entwickelt hatten (>50 Kopien/ml bei 57% unter 25 mg, 45% unter 50 mg, 22% unter 75 mg) als Efavirenz-Patienten (8%). Alle 22 Patienten mit einem virologischen Therapieversagen unter Vicriviroc hatten die M184V-Mutation entwickelt. Die Beobachtung, dass die Versagerrate in der höchsten Dosis relativ niedrig war, lässt vermuten, dass bei Vicriviroc in dieser Studie »nur« ein Dosisproblem vorlag. Die ACTG-5211-Studie an therapieerfahrenen Patienten scheint diese Interpretation zu untermauern (Gulick et al. 2006). Nach 24 Wochen war unter 5, 10 und 15 mg Vicriviroc – geboostert mit jeweils 100 mg Ritonavir – gegenüber Placebo eine deutliche Viruslastsenkung von mindestens einer Logstufe zu beobachten.

Trotz der hohen Effektivität der CCR5-Antagonisten ist es daher wünschenswert, dass zu den Resistenzmechanismen und zum klinischen Management dieser Resistenzen rasch mehr Informationen verfügbar werden als bisher.

Literatur

Fatkenheuer G, Pozniak AL, Johnson MA, et al. Efficacy of short-term monotherapy with maraviroc, a new CCR5 antagonist, in patients infected with HIV-1. Nat Med 2005, 11:1170–1172

FDA-Safety Analysis. Link : www.fda.gov/ohrms/dockets/ac/07/slides/2007-4283s1-02-02-FDA_Proestel.ppt

Glass WG, McDermott DH, Lim JK, et al. CCR5 deficiency increases risk of symptomatic West Nile virus infection. J Exp Med 2006; 203:35–40

Greaves W, Landovitz R, Fatkenheuer G, et al. Late virologic breakthrough in treatment naive patients on a regimen of combivir + vicriviroc. 13th CROI 2006, Denver, Abstract 161LB

Gulick R, Su Z, Flexner C, et al. ACTG 5211: phase 2 study of the safety and efficacy of vicriviroc in HIV-infected treatment-experienced subjects. XVI IAC 2006, Toronto, Abstract ThLB0217

Mitchell TJ, Walley AJ, Pease JE, et al. Delta 32 deletion of CCR5 gene and association with asthma or atopy. Lancet 2000; 356:1491–1492

Peters C, Kawabata T, Syntin P, et al. Assessment of immunotoxic potential of maraviroc in cynomolgus monkeys. 45th ICAAC 2005, Washington, Abstract 1100

Rasmussen HB, Timm S, Wang AG, et al. Association between the CCR5 32-bp deletion allele and late onset of schizophrenia. Am J Psychiatry 2006; 163:507–511

Saag M, Ive P, Heera J, et al. A multicenter, randomized, double-blind, comparative trial of a novel CCR5 antagonist, maraviroc versus efavirenz, both in combination with Combivir (zidovudine/lamivudine), for the treatment of antiretroviral naive subjects infected with R5 HIV-1: week 48 results of the MERIT study. 4th IAS Conference on HIV Pathogenesis, Treatment, and Prevention 2007, Sydney, Abstract WESS104

Salvarani C, Boiardi L, Timms JM, et al. Absence of the association with CC chemokine receptor 5 polymorphism in polymyalgia rheumatica. Clin Exp Rheumatol 2000; 18:591–595

Wheeler J, McHale M, Jackson V, Penny M. Assessing theoretical risk and benefit suggested by genetic association studies of CCR5: experience in a drug development programme for maraviroc. Antivir Ther 2007; 12:233–245

Teil V Klinisches Management

Immunologische Konsequenzen, Rheuma, Infektionen

Thomas Harrer

Die Blockade des Chemokinrezeptors 5 (CCR5) durch kleinmolekulare CCR5-Inhibitoren wie Maraviroc hat neue Möglichkeiten für die Therapie von CCR5-tropen HI-Viren eröffnet. Da Chemokinrezeptoren eine wichtige Rolle in der Immunantwort spielen, stellt sich natürlich die Frage, welche Folgen eine pharmakologische Blockade von CCR5 für die Abwehr von Infektionen und die Entstehung von entzündlichen Erkrankungen haben kann. Ein gutes Verständnis der Rolle des Chemokin-Chemokinrezeptor-Systems ist daher entscheidend für die Abschätzung der Konsequenzen einer pharmakologischen Intervention.

Physiologische Rolle von CCR5 bei der Immunantwort

CCR5 ist ein wichtiger Ligand für die Chemokine CCL3 (MIP-1α), CCL4 (MIP-1ß), CCL5 (Rantes) und CCL8 (MCP-2). Diese CCL-Chemokine steuern die schnelle Heranführung von bestimmten Abwehrzellen an den Ort der Infektion bzw. des Entzündungsgeschehens, indem sie Zellen mit den entsprechenden Rezeptoren aktivieren und zur Migration entlang des Konzentrationsgradienten bewegen. Die CCL-Chemokine binden jedoch nicht nur an CCR5, sondern auch an andere Chemokinrezeptoren: So bindet CCL3 auch an CCR1, CCL5 auch an CCR1, CCR3 und CCR4 und CCL8 auch an CCR2 (Luther et al. 2001). Eine Expression von CCR5 findet sich auf einer Reihe von Zellen wie aktivierten T-Zellen, auf Gedächtnis-T-Zellen, NK-Zellen, Monozyten, Makrophagen und unreifen dendritischen Zellen. Die Expression kann durch Zellaktivierung wie z. B. durch Triggerung von Toll-like-Rezeptor 2 (TLR-2), aber auch durch Stimulierung mit Interleukin-2 und Interleukin-10 gesteigert werden (Houle et al. 1999; Zou et al. 1999). Die Sekretion der CCR5-bindenden Chemokine kann in einer Reihe von aktivierten Zelltypen induziert werden, unter anderem in Makrophagen, dendritischen Zellen, Lymphozyten und endothelialen Zellen (Luther et al. 2001).

Neben der Induktion von Chemotaxis haben Chemokine auch einen direkten Einfluss auf die Differenzierung von Immunzellen. So fördern CCR5 und seine Liganden CCL3, CCL4 und CCL8 durch die Induktion von Interleukin-12 in antigenpräsentierenden Zellen die Differenzierung von TH1-Zellen. Darüber hinaus scheinen sie auch einen direkten Einfluss auf die γ-Interferon-Produktion von TH1-Zellen zu haben (Aliberti et al. 2000).

Folgen einer CCR5-Defizienz bei Infektionen im Tiermodell

Durch die gezielte Inaktivierung des CCR5-Gens gelang es, CCR5-defekte Mäuse zu generieren, die eine Untersuchung der physiologischen Bedeutung von CCR5 erlauben. In der Maus findet sich ein ähnliches Expressionsmuster von CCR5 wie beim Menschen, jedoch weisen murine NK-Zellen eine deutlich stärkere Expression von CCR5 auf als humane NK-Zellen (Mack et al. 2001). Daher ist zu vermuten, dass ein Defekt von CCR5 in der Maus möglicherweise einen stärkeren Einfluss auf das NK-Zell-System haben könnte als beim Mensch.

Trotz der wichtigen Bedeutung von CCR5 und seinen Liganden bei der Steuerung der Immunantwort weisen CCR5-defiziente Mäuse nur limitierte Abwehrdefekte auf (Zhou et al. 1998), die vorwiegend die Funktion von Makrophagen und die Rekrutierung von T-Zellen betreffen. Zhou et al. (1998) berichteten von einer reduzierten Aktivität der Makrophagen und von einer mäßig verringerten Eliminierung von Listerien in CCR5-defizienten Mäusen. Interessanterweise hatte dabei die CCR5-Defizienz einen protektiven Effekt auf den letalen Effekt einer Endotoxinämie, und die CCR5-defekten Mäusen zeigten eine stärkere Zytokinfreisetzung sowie eine stärkere DTH- (»delayed type hypersensitivity«) Reaktion. In einer neueren Arbeit fanden sich dagegen keine Unterschiede in der T-Zell-vermittelten Kontrolle von Listerien bei CCR5-defizienten Mäusen (Zhong et al. 2004). Im Allgemeinen scheinen die erregerspezifischen T-Zell-Antworten in CCR5-defizienten Mäusen eher stärker zu sein als in Wildtyp-Mäusen, ohne dass der Mechanismus verstanden ist, durch den CCR5 die T-Zell-Antwort kontrolliert. So trat nach Infektion mit Tuberkulose bei CCR5-defizienten Mäusen eine stärkere entzündliche Reaktion in der Lunge auf. Die Tuberkuloseerreger in der Lunge wurden bei CCR5-defekten Mäusen und bei Wildtyp-Mäusen ähnlich gut kontrolliert. Nur in den Lymphknoten wiesen die CCR5-defekten Mäuse eine stärkere bakterielle Beladung auf, wobei sich kein Unterschied in den Überlebenszeiten zeigte (Scott Algood et al. 2004). Im Chlamydia-trachomatis-Infektionsmodell der Maus zeigten CCR5-defiziente Mäuse eine schlechtere Kontrolle von Chlamydien, jedoch auch eine geringere Immunpathologie und eine geringere Chlamydien-induzierte Infertilität (Barr et al. 2005).

CCR5 spielt vermutlich eine wichtige Rolle bei der Abwehr gegen Kryptokokken, da eine höhere Mortalität der Mäuse nach Infektion mit Kryptokokken durch eine defekte Rekrutierung von Makrophagen in das Gehirn und durch einen Defekt in der Eliminierung von Kryptokokken-Polysacchariden beobachtet wurde (Huffnagle et al. 1999). Auch die Kontrolle von Toxoplasma gondii war in CCR5-defizienten Mäusen deutlich reduziert, was vor allem an einer gestörten Rekrutierung von NK-Zellen lag (Khan et al. 2006). Dagegen war im Modell der Leishmaniose in CCR5-defizienten Mäusen die Parasitenlast geringer als in Wildtyp-Mäusen (Sato et al. 1999).

Bei CCR5-defizienten Mäusen zeigten nur junge, 4 Wochen alte Mäuse, nicht dagegen 8 Wochen alte, erwachsene Mäuse eine reduzierte Kontrolle von Herpes simplex Typ 1 (Ank et al. 2005). Bei der Infektion mit Herpes simplex Typ 2 (HSV-2) zeigte sich eine herabgesetzte Resistenz gegen eine HSV-2-Infektion und eine schlechtere Kontrolle der Virusreplikation, was vermutlich durch eine geringere Aktivität der NK-Zellen bedingt war (Thapa et al. 2007). Dagegen war die T-Zell-vermittelte antivirale Immunität gegen das lymphozytäre Choriomeningitisvirus nicht beeinträchtigt (Nansen et al. 2002). Die Influenza-A-Infektion von CCR5-defekten Mäusen resultierte in einer höheren Mortalität im Vergleich zum Wildtyp, was jedoch nicht an einer schlechteren Kontrolle der Viren lag, sondern an einer stärkeren Immunpathologie mit einer stärkeren pulmonalen Rekrutierung von Makrophagen (Dawson et al. 2000). Der bisher stärkste negative Effekt einer CCR5-Defizienz zeigte sich bei Infektion mit dem West-Nil-Virus, die bei den CCR5-defizienten Mäusen in der Regel letal verläuft (Glass et al. 2005). In den Experimenten zeigte sich, dass CCR5 eine wichtige Bedeutung bei der Migration von Abwehrzellen in das Gehirn hat. So konnte der Transfer von CCR5-exprimierenden Lymphozyten in CCR5-defiziente Mäuse das Überleben nach einer West-Nil-Virusinfektion deutlich steigern (Glass et al. 2005).

Folgen einer CCR5-Defizienz bzw. einer CCR5-Blockade bei nichtinfektiösen Entzündungen im Tiermodell

Bei Fehlen von CCR5 konnte in der Maus eine Reduktion von Entzündungsreaktionen bei artifiziell erzeugten Erkrankungen wie der Dextran-induzierten Kolitis beobachtet werden (Andres et al. 2000). Bei der kollageninduzierten Arthritis in der Maus, bei der es zu einer Migration von CCR5-exprimierenden Lymphozyten in das Gelenk kommt, konnten durch eine pharmakologische Blockade die Inzidenz und der Schweregrad der Arthritis deutlich reduziert werden (Yang et al. 2002). Auch in einem durch Zigarettenrauch verursachten Lungenemphysemsystem war die γ-IFN-vermittelte Lungenschädigung in CCR5-defekten Mäusen deutlich vermindert (Ma et al. 2005). Dagegen konnte bei CCR5-defekten Mäusen die Induktion einer experimentellen autoimmunen Enzephalomyelitis (EAE) durch Immunisierung mit dem MOG-Peptid nicht verhindert werden (Tran et al. 2000), obwohl in den entzündeten Arealen eine deutliche Expression von CCR5 (Eltayeb et al. 2007) beobachtet wird.

Genetische Polymorphismen im humanen CCR5-Gen

Entscheidende Informationen über die möglichen Folgen einer CCR5-Blockade lieferten Studien an Patienten mit einer genetisch bedingten reduzierten Expression von CCR5. Am bekanntesten ist eine 32-Basenpaar-Deletion im CCR5-Gen, die die Expression von CCR5 auf der Zelloberfläche reduziert. Homozygote Merkmalsträger des CCR5-delta32-Gens exprimieren kein CCR5 mehr und sind daher mit CCR5-tropen Viren auch nicht infizierbar (Lederman et al. 2006; Liu et al. 1996; Samson et al. 1996). Heterozygote Träger zeigen einen günstigeren Verlauf der HIV-1-Infektion und ein besseres Ansprechen auf die antiretrovirale Therapie (de Roda Husman et al. 1997; Eugen-Olsen et al. 1997; Kasten et al. 2000; Meyer et al. 1997). Die CCR5-delta32-Deletion findet sich am häufigsten bei Menschen nordeuropäischer Abstammung und nur selten oder gar nicht in anderen ethnischen Gruppen Ostasiens und Afrikas oder bei der indianischen Bevölkerung in Amerika (Lu et al. 1999). In Europa sind im Durchschnitt ca. 9,1% der Menschen heterozygot, wobei die Allelfrequenzen ein starkes Nord-Süd-Gefälle zeigen (Galvani et al. 2005). Etwa 1% der Menschen in Mitteleuropa ist homozygot für das CCR5-delta32-Allel. Als Ursache der Entstehung dieser Deletion wurde der Selektionsdruck durch verschiedenartige Infektionserreger wie die Pest und die Pocken vermutet (Galvani et al. 2003). Neben CCR5-delta32 gibt es jedoch noch eine Reihe von anderen Genveränderungen, die die Expression von CCR5 beeinflussen. Dabei handelt es sich vor allem um Mutationen im Promotor von CCR5, die die transkriptionelle Aktivität von CCR5 herabsetzen (CCR5 59029G) oder erhöhen (CCR5 59029A) (Shieh et al. 2000). Zusätzlich ist noch eine Reihe weiterer Polymorphismen in der Promotorregion, aber auch in den kodierenden Regionen bekannt, deren Einfluss auf die Chemokinexpression jedoch zum Teil noch unklar ist (Spagnolo et al. 2005).

Einfluss von CCR5-Polymorphismen auf die Inzidenz und den Verlauf von Infektionserkrankungen beim Menschen

Die Analyse der Patienten mit einer homozygoten CCR5-delta32-Deletion erbrachte wichtige Informationen über die potentiellen Folgen einer medikamentösen CCR5-Blockade. Diese Patienten sind gesund und zeigen in der Regel keine höheren Infektanfälligkeiten als Menschen mit einem normal funktionierenden CCR5-Rezeptor, was darauf hinweist, dass andere Chemokin/Chemokin-Rezeptorsysteme den Ausfall von CCR5 gut kompensieren können. Eine Ausnahme scheint das West-Nil-Virus zu sein. So verlaufen Infektionen mit diesem Virus sowohl bei Menschen mit einer homozygoten CCR5-delta32 Deletion als auch bei CCR5-defizienten Mäusen erheblich schwerer (Diamond et al. 2006; Glass et al. 2005, 2006; Lim et al. 2006).

Bei Patienten mit Hepatitis-C-Infektion fand sich im Vergleich zu gesunden Kontrollen eine verstärkte Expression von CCR5 auf intrahepatischen Lymphozyten und eine vermehrte intrahepatische Expression des CCR5-Liganden CCL5, der auch in Hepatozyten, in sinusoidalen endothelialen Zellen und im biliären Epithel exprimiert wird (Apolinario et al. 2002). In vitro können sowohl das HCV-Virus als auch sein Hüllprotein E2 durch die Interaktion mit CD81 eine Hochregulation und eine dosisabhängige Freisetzung von RANTES bewirken (Nattermann et al. 2004; Soo et al. 2002). Das freigesetzte CCL5 bindet auch an CD8-Zellen, führt dort zur Herabregulierung von CCR5 und akkumuliert dann intrazellulär in diesen Zellen. Diese Internalisierung von CCR5 erklärt vermutlich die herabgesetzte Zahl von CCR5+-Lymphozyten im Blut von Patienten mit einer chronischen HCV-Infektion. Daher war vermutet worden, dass die CCL5/CCR5-Interaktion an einer vermehrten Entzündung in der Leber beteiligt sein könnte. Tatsächlich zeigte sich eine Assoziation von CCR5-delta32 mit einer reduzierten portalen Inflammation und einer geringeren Fibrose (Hellier et al. 2003). Studien an hämophilen Patienten ergaben aber Hinweise, dass CCR5-delta32 mit einem höheren Risiko einer Infektion mit Hepatitis C, einem ungünstigeren Verlauf einer Hepatitis-C-Infektion und einem schlechteren Ansprechen auf die Interferon-Therapie (Ahlenstiel et al. 2003; Woitas et al. 2002) assoziiert ist. Diese Assoziationen konnten jedoch durch andere Arbeitsgruppen nicht bestätigt werden (Glas et al. 2003; Promrat et al. 2003; Thoelen et al. 2005; Wasmuth et al. 2004), und es wurde berichtet, dass bei CCR5-delta32 sogar häufiger eine spontane Clearance von HCV auftritt (Goulding et al. 2005). Trotz der Heterogenität der Studien mit zum Teil gegensätzlichen Ergebnissen bezüglich der Assoziation von CCR5-delta32 zur Inzidenz und zum Verlauf einer Hepatitis-C-Infektion wurde auch in einer großen Metaanalyse gefolgert, dass der beobachtete ungünstige Effekt einer geringeren CCR5-Expression bei Hepatitis C, wenn nicht durch andere Faktoren bedingt, allenfalls sehr schwach wäre (Wheeler et al. 2007).

Im Falle von Hepatitis B wurde kürzlich berichtet, dass das CCR5-delta32 einen protektiven Effekt hinsichtlich der Ausheilung einer frisch erworbenen Hepatitis B hat. Dabei wurde von den Autoren spekuliert, dass CCR5-delta32 möglicherweise mit einer stärkeren T-Zell-Antwort gegen Hepatitis B assoziiert sein könnte (Thio et al. 2007).

Bei der HTLV-I-Infektion zeigte sich kein Einfluss von CCR5-delta32 auf die Inzidenz der Infektion mit diesem Retrovirus (Hisada et al. 2002).

Kohortenstudien bei HIV-1-infizierten Patienten zeigten, dass die CCR5-delta32-Deletion bei Patienten mit einer fortgeschrittenen HIV-1-Infektion mit einem geringeren Risiko der Entwicklung von bestimmten opportunistischen Infektionen einhergeht. So war das Auftreten einer Toxoplasmose als erstem AIDS-definierenden Ereignis bei heterozygoten CCR5-delta32-

Merkmalsträgern deutlich reduziert (Meyer et al. 1999). Der hierfür verantwortliche Mechanismus bleibt unklar. Da CCR5-delta32-heterozygote Patienten in der Regel eine höhere Sekretion von Rantes und MIP aufweisen, könnte hier eine stärkere Triggerung von anderen für die Toxoplasmoseabwehr wichtigen Chemokinrezeptoren erfolgen.

Einfluss von CCR5 und von CCR5-Polymorphismen auf die Entstehung und den Verlauf von Tumoren

Studien an CCR5-delta32-heterozygoten Patienten in Kohorten von HIV-1-infizierten Patienten ergaben kein erhöhtes Risiko (Meyer et al. 1999) bzw. ein dreifach (Dean et al. 1999) oder vierfach (Rabkin et al. 1999) geringeres Risiko für ein Auftreten von Non-Hodgkin-Lymphomen bei CCR5-delta32-Heterozygoten und ein nicht verändertes Risiko für das Auftreten von Kaposi-Sarkomen im Vergleich zu CCR5-delta32-negativen Patienten (Dean et al. 1999; Meyer et al. 1999).

Aufgrund des Nachweises einer erhöhten Expression von CCR5 und seines Liganden CCL5 auf verschiedenen soliden Tumoren wie Prostatakarzinomen wird eine Rolle bei der Metastasierung von Tumoren vermutet (Vaday et al. 2006; van Deventer et al. 2005). Dies wird durch die Beobachtung unterstützt, dass in einer Studie von Patienten mit Lungenkarzinomen eine erhöhte Expression von CCR5 und von CCL5 auf Tumorzellen mit einem schlechteren Überleben korrelierte (Borczuk et al. 2007).

Weitere Studien an Patienten mit Pankreaskarzinomen (Duell et al. 2006), alkoholbedingten Leberzellkarzinomen (Nahon et al. 2007) und Zervixkarzinomen (Zheng et al. 2006) erbrachten keinen Einfluss von CCR5-delta32 auf die Entstehung und den Verlauf dieser Tumoren. Jedoch war bei HPV-Positiven, im Gegensatz zu HPV-Negativen, das Risiko eines Zervixkarzinoms bei Vorliegen einer homozygoten d32CCR5-Defizienz erhöht (Zheng et al. 2006).

Patienten mit Melanom zeigten keine Unt-erschiede der CCR5-delta32-Genfrequenzen bezüglich der Inzidenz und des Überlebens, jedoch sprachen CCR5-delta32-Heterozygote schlechter auf eine Immuntherapie an (Ugurel et al. 2007).

Einfluss von CCR5-Polymorphismen auf Demenzen und psychiatrische Erkrankungen

Für die Entwicklung einer AIDS-Demenz scheint die Infektion von Gliazellen und Makrophagen im Gehirn durch CCR5-trope Viren eine wichtige Rolle zu spielen. Tatsächlich weisen Patienten mit einer AIDS-Demenz signifikant seltener eine Heterozygotie für CCR5-delta32 auf als Patienten ohne Demenz (van Rij et al. 1999).

Bei HIV-1-negativen Patienten mit einer Late-onset-Schizophrenie (Beginn >40 Jahre) zeigte sich eine höhere Frequenz von CCR5-delta32 im Vergleich zu Patienten mit einem früheren Erkrankungsbeginn (<40 Jahre) und im Vergleich zu gesunden Kontrollen (Rasmussen et al. 2006). Mögliche Erklärungen für diese Beobachtungen wären, dass CCR5-delta32 entweder ein Risikofaktor für die Ausbildung einer Late-onset-Schizophrenie ist oder dass CCR5-delta32 den Verlauf der Schizophrenie im Sinne einer Verschiebung des Erkrankungsbeginns moduliert.

Auf die Entwicklung einer Alzheimer-Demenz bzw. eines Morbus Parkinson hatte das Vorliegen eines CCR5-delta32-Allels keinen Einfluss (Balistreri et al. 2006; Galimberti et al. 2004; Huerta et al. 2004).

Einfluss von CCR5-Polymorphismen auf die Inzidenz und den Verlauf der Multiplen Sklerose

Auch bei entzündlichen Erkrankungen des zentralen Nervensystems sind Chemokine entscheidend für die Rekrutierung bestimmter Abwehrzellen in das Gehirn. So zeigen bei Patienten mit Multipler Sklerose (MS) sowohl perivaskuläre Lymphozyten in der Umgebung von entzündlichen Läsionen als auch Makrophagen und Gliazellen in Plaques eine deutliche Expression von CCR5 (Kantarci et al. 2005; Szczucinski et al. 2007). Im Endothel von Gefäßen der weißen Hirnsubstanz findet sich schon früh im Verlauf der MS eine erhöhte Expression von CCL5 (RANTES), einem wichtigen CCR5-Liganden. Eine Reihe von Untersuchungen hat sich mit möglichen Assoziationen von CCR5-Polymorphismen mit dem Auftreten einer multiplen Sklerose und unterschiedlichen Verlaufsformen dieser häufigen neurologischen Autoimmunerkrankung beschäftigt. Erste Untersuchungen hatten eine geringere MS-Inzidenz (Otaegui et al. 2007) bzw. einen späteren Erkrankungsbeginn bei CCR5-delta32 Heterozygoten gefunden (Barcellos et al. 2000), andere Gruppen hatten dagegen bei CCR5-delta32-Homozygoten ein erhöhtes MS-Risiko (Favorova et al. 2002; Pulkkinen et al. 2004) bzw. eine erhöhte Sterblichkeit bei CCR5-delta32-heterozygoten MS-Patienten beobachtet (Gade-Andavolu et al. 2004). Die Mehrzahl der Studien konnte jedoch kein unterschiedliches MS-Risiko für Patienten mit bzw. ohne die d32-Basenpaar-Deletion im CCR5-Gen detektieren (Bennetts et al. 1997; Haase et al. 2002; Kantarci et al. 2005; Ristic et al. 2006; Sellebjerg et al. 2007, 2007; Silversides et al. 2004; van Veen et al. 2007). Allerdings zeigten in einigen Studien Patienten mit einer geringeren CCR5-Expression bzw. mit einer geringeren CCL5-Produktion weniger stark ausgeprägte entzündliche Läsionen im NMR, einen geringeren axonalen Schaden, eine bessere Remyelinisierung von Läsionen (Kaimen-Maciel et al. 2007; Schreiber et al. 2002; van Veen et al. 2007) und eine geringere Schubrate (Sellebjerg et al. 2000). Patienten mit einem Polymorphismus im CCR5-Gen (+303), der mit einer höheren CCR5-Expression einhergeht, haben einen um durchschnittlich 2,3 Jahre früheren Krankheitsbeginn als Patienten ohne diesen Polymorphismus. Andere Studien konnten jedoch den Einfluss der CCR5-Expressionsstärke auf den Verlauf der MS nicht bestätigen (Silversides et al. 2004; Kantarci et al. 2005). Eine zusammenfassende Metaanalyse der publizierten Studien ergab bei einer sehr heterogenen Studienlage keinen signifikanten Effekt von CCR5-delta32 auf die Entstehung einer MS (Wheeler et al. 2007). Da die MS möglicherweise eine heterogene Erkrankung darstellt, sollte die Beobachtung einer erhöhten Rate von homozygoten CCR5-delta32-Trägern bei MS-Patienten in einem Teil der Studien jedoch weitere Untersuchungen anregen, um die Sicherheit einer pharmakologischen Blockade von CCR5 langfristig abzusichern.

Einfluss von CCR5-Polymorphismen auf die Entstehung und den Verlauf bei der rheumatoiden Arthritis

Die rheumatoide Arthritis (RA) ist charakterisiert durch eine synoviale Entzündung, die durch T-Zellen und Makrophagen mit einer starken CCR5-Expression mediiert wird (Adarichev et al. 2006; Desmetz et al. 2007). Einige Studien berichteten über eine negative Assoziation des Vorliegens von CCR5-delta32 mit der Entwicklung einer RA (Pokorny et al. 2005) bzw. den Schweregrad der RA (Garred et al. 1998; Zapico et al. 2000), wobei dies in anderen Studien nicht bestätigt wurde (John et al. 2003; Lindner et al. 2007; Zuniga et al.

2003). In der Studie von Gomez-Reino et al. unterschied sich bei RA-Patienten die Frequenz von CCR5-delta32-Heterozygoten nicht von Kontrollen, doch war keiner der RA-Patienten CCR5-delta32 homozygot im Gegensatz zu 0,9% der Kontrollen, weshalb eine wichtige Rolle von CCR5 bei der Pathogenese der RA postuliert wurde (Gomez-Reino et al. 1999). Bei der Analyse von Patienten mit einer juvenilen RA (JRA) war sowohl CCR5-delta32 als auch der CCR5-Polymorphismus C1835T negativ mit dem Auftreten einer Early-Onset-JRA assoziiert (Prahalad et al. 2006), wobei sich zumindest die Assoziation mit CCR5-delta32 in der Studie von Lindner et al. (2007) nicht bestätigte. Auch wenn eine Metaanalyse in der Zusammenschau aller Studien einen gewissen Einfluss von CCR5 auf die Inzidenz und den Schweregrad der RA erkennen lässt, spricht die Tatsache, dass auch CCR5-delta32-Homozygote eine RA entwickeln können, gegen einen essentiellen Effekt von CCR5 in der Pathogenese der RA (Cooke et al. 1998).

Einfluss von CCR5-Polymorphismen auf die Entstehung und den Verlauf bei weiteren Autoimmunerkrankungen

Bei der Polymyalgia rheumatica (Salvarani et al. 2000), beim SLE (Aguilar et al. 2003; Gomez-Reino et al. 1999), beim autoimmunen Morbus Addison (Gambelunghe et al. 2004), bei Morbus Crohn (Eri et al. 2004; Herfarth et al. 2001), bei Colitis ulcerosa (Eri et al. 2004) und bei der Myasthenia gravis (Zhao et al. 2003) fand sich keine Korrelation von CCR5-delta32 zum Auftreten dieser Erkrankungen. Beim SLE ergaben sich jedoch Anhaltspunkte für einen Einfluss der CCR5-Expression auf den Verlauf. So war die Frequenz eines heterozygoten CCR5-delta32-Allels bei Patienten mit DNS-Antikörpern, bei Patienten mit einer Nephritis und bei Patienten mit einem schwereren Krankheitsindex signifikant erhöht (Aguilar et al. 2003). Bei einer Untersuchung von iranischen Patienten zeigte sich eine Korrelation eines Morbus Behcet zum Vorkommen von CCR5-delta32 nur bei Frauen, nicht jedoch bei Männern (Mojtahedi et al. 2006). Die Analyse von Patienten mit primär biliärer Zirrhose (PBC) ergab eine signifikante Häufung von CCR5-delta32 (27% bei Patienten versus 17% bei Kontrollen), wobei sich kein Einfluss auf den Schweregrad der Erkrankung fand (Baragiotta et al. 2004). Bei der primär sklerosierenden Cholangitis (PSC) berichtete eine belgische Arbeitsgruppe über eine signifikante Reduktion der Frequenz von CCR5-delta32 bei PSC-Patienten (Henckaerts et al. 2006) was in einer skandinavischen Studie nicht bestätigt werden konnte (Melum et al. 2006). In einer australischen Arbeit zeigte sich sogar ein häufigeres Vorkommen von CCR5-delta32 bei PSC-Patienten (Eri et al. 2004).

Bei der IgA-Nephritis fanden zwei Studien keine Korrelation von CCR5-delta32 zur Inzidenz der Erkrankung, jedoch kamen sie zu gegensätzlichen Ergebnissen hinsichtlich des Verlaufs. Berthoux et al. (2006) beobachteten einen ungünstigeren Krankheitsverlauf bei CCR5-delta32-heterozygoten Patienten, während Panzer et al. (2005) einen protektiven Effekt von CCR5-delta32 auf die Entwicklung einer Niereninsuffizienz berichteten.

Bei der Kawasaki-Erkrankung, einer vor allem bei Kindern auftretenden vaskulitischen Erkrankung, die zu Aneurysmen der Koronararterien führen kann, zeigte sich eine signifikante negative Assoziation von CCR5-delta32 und anderen CCR5-Haplotypen zum Auftreten der Erkrankung, vor allem dann, wenn noch eine genetische CCL3L1-Variante vorlag, die mit einer höheren Kopienzahl des CCL3L1-Gens einherging (Burns et al. 2005).

Einfluss von CCR5-Polymorphismen auf die Entstehung und den Verlauf des Diabetes mellitus

Untersuchungen über die Häufigkeit von CCR5-delta32 erbrachten keine Unterschiede bei Patienten mit Diabetes mellitus Typ 1 (Szalai et al. 1999; Yang et al. 2004), jedoch fand sich eine gehäufte Rate von mikrovaskulären Komplikationen bei Patienten mit dem CCR5-59029G(+)-Genotyp, der mit einer geringeren CCR5-Expression einhergeht (Yang et al. 2004). Auch das Risiko einer Niereninsuffizienz beim Diabetes mellitus Typ 1 war bei Männern, nicht jedoch bei Frauen, mit dem Vorkommen von CCR5-delta32 und CCR5-59029G(+) assoziiert. Dagegen korrelierte bei Patienten mit Diabetes mellitus Typ 2 in Patientenkollektiven in Asien die CCR5-Variante 59029A(+), die mit einer höheren CCR5-Expression einhergeht, mit dem Auftreten einer Niereninsuffizienz (Mokubo et al. 2006; Prasad et al. 2007).

Einfluss von CCR5-Polymorphismen auf die Entstehung und den Verlauf von Gefäßerkrankungen

Erste Untersuchungen zur möglichen Beteiligung von CCR5 bei Gefäßerkrankungen hatten zunächst eine höhere Prävalenz einer Hypertension bei homozygot CCR5-delta32-positiven Patienten erbracht (Mettimano et al. 2006; Nguyen et al. 1999). Weitere Analysen in größeren Patientenkohorten konnten jedoch die postulierte Assoziation von CCR5-delta32 mit arterieller Hypertension nicht mehr bestätigen (Zhang et al. 2006).

Interessanterweise fand sich bei CCR5-delta32-heterozygoten Menschen eine deutliche Reduktion des Auftretens von Herzinfarkten vor dem 55. Lebensjahr (Gonzalez et al. 2001; Pai et al. 2006). Auch das signifikante Fehlen von homozygoten CCR5-delta32-Trägern in einer Kohorte von Patienten mit einer behandlungsbedürftigen koronaren Herzerkrankung weist auf einen möglichen protektiven Effekt der d32-CRR5-Deletion hin (Szalai et al. 2001). Da in den atherosklerotischen Plaques sowohl CCR5 als auch die CCR5-Liganden exprimiert sind, wird vermutet, dass eine attenuierte entzündliche Reaktion mit einer geringeren Progression der Atherosklerose einhergehen könnte.

Dagegen waren bei Patienten mit Aortenaneurysmen heterozygote CCR5-delta32-Merkmalsträger im Vergleich zu Kontrollen mit einer Odds Ratio (OR) von 2,7 deutlich überrepräsentiert (Ghilardi et al. 2004). Bei rupturierten Aortenaneurysmen fanden sich im Vergleich zu elektiv operierten Aortenaneurysmen auch vermehrt heterozygote CCR5-delta32-Träger. Bei Patienten mit Karotisstenosen bzw. peripherer arterieller Verschlusskrankheit bestanden im Vergleich zu Kontrollen keine Unterschiede hinsichtlich der Frequenz von CCR5-delta32 (Ghilardi et al. 2004).

Einfluss von CCR5-Polymorphismen auf die Entstehung und den Verlauf von Lungenerkrankungen

Aufgrund der möglichen Rolle von CCL5 bei der Entstehung von pulmonaler Entzündung und Atopie wurde auch das Auftreten von Asthma in Bezug auf das Vorliegen von CCR5-delta32 untersucht. Dabei zeigte sich zunächst in einer Studie ein protektiver Effekt von CCR5-delta32 (Hall et al. 1999), der in weiteren Studien jedoch nur zum Teil (McGinnis et al. 2002) bzw. nicht bestätigt werden konnte (Mitchell et al. 2000; Sandford et al. 2001).

Die CCR5-Liganden CCL3, CCL4, CCL5 und CCL8 spielen eine wichtige Rolle bei der Rekrutierung und Aktivierung von Lymphozyten und Makrophagen bei der Sarkoidose, und die Expression von CCR5 ist auf Makrophagen und Lymphozyten aus bronchoalveolären Lavagen von Sarkoidose-Patienten verstärkt. Bei der Analyse von Sarkoidose-Patienten fand sich jedoch in einer Arbeit eine gehäufte Frequenz von CCR5-delta32 bei Patienten im Vergleich zu Kontrollen, wobei schwerer erkrankte Patienten häufiger CCR5-delta32-positiv waren als leichter erkrankte Patienten (Petrek et al. 2000). Diese Assoziation konnte in einer anderen Studie an größeren Patientenzahlen nicht bestätigt werden, jedoch zeigte sich dabei eine Assoziation eines anderen CCR5-Polymorphismus, dem HHC-Haplotyp, mit einem schwereren Verlauf einer Sarkoidose, nicht jedoch mit einer erhöhten Inzidenz (Spagnolo et al. 2005). Bisher ist unklar, in welchem Ausmaß der HHC-Haplotyp die Expression von CCR5 beeinflusst.

Analyse der Blockade von CCR5 im Menschen

Die Sorge, dass die Blockade von CCR5 mit einem höheren Risiko von opportunistischen Infektionen und Tumoren einhergehen könnte, hat sich in den klinischen Studien mit Maraviroc nicht bestätigt. So zeigten sich in den beiden MOTIVATE-Studien mit Maraviroc keine infektiösen oder malignen Risiken trotz einer Behandlung von sehr therapieerfahrenen Patienten in fortgeschrittenen Stadien der HIV-1-Infektion bei einem gleichzeitigen guten therapeutischen Effekt auf Viruslast und CD4-Zellzahl. Auch in der Phase-II-Studie mit Vicriviroc fanden sich keine Hinweise auf ein erhöhtes Risiko von Infektionen. Es wurde jedoch eine nichtsignifikante geringe Häufung von Lymphomen beobachtet (Gulick et al. 2007). In den MOTIVATE-Studien mit Maraviroc fand sich dagegen kein Hinweis für eine erhöhte Inzidenz von Tumoren. Die aktuelle Datenlage spricht daher gegen ein relevantes Risiko für das Auftreten von Malignomen und opportunistischen Infektionen durch eine Blockade von CCR5, jedoch sind Beobachtungsstudien an langfristig behandelten Patienten nötig, um diese Sicherheit auch für längere Zeiträume zu dokumentieren.

Zusammenfassung

Die umfangreichen Untersuchungen von Menschen mit polymorpher bzw. fehlender Expression von CCR5 und von CCR5-defekten Mäusen erbrachten wichtige Erkenntnisse über die möglichen Risiken einer therapeutischen Blockade von CCR5. Bis auf wenige Ausnahmen, wie das erhöhte Erkrankungsrisiko bei einer Infektion mit dem West-Nil-Virus, fanden sich bisher keine sicheren Hinweise für ein relevant erhöhtes Risiko für das Auftreten bzw. für einen schwereren Verlauf von Infektionen, Malignomen oder Autoimmunerkrankungen bei Menschen mit einer geringeren oder fehlenden Expression von CCR5. Die Sorge, dass eine verringerte CCR5-Expression den Verlauf einer Hepatitis C verschlechtern könnte, hat sich in der Zusammenschau von mehreren Studien nicht bestätigt. Viele Studien erbrachten unterschiedliche, zum Teil sehr heterogene, zum Teil auch gegensätzliche Assoziationen von CCR5-delta32 zu einer Reihe von immunologischen Erkrankungen, wobei sich häufig erste signifikante Assoziationen in weiteren größeren Untersuchungen nicht bestätigten. Einige beobachteten Assoziationen wie eine erhöhte Frequenz von CCR5-delta32-Allelen bei Patienten mit Aortenaneurysmen und einem ungünstigeren Verlauf bei Patienten mit SLE müssen erst noch durch weitere Studien bestätigt werden. Eine geringere Expression von CCR5 hatte bei einigen Erkrankungen wie bei der koronaren Herzerkrankung und bei der rheumatoiden Arthritis auch interessante protektive Effekte. Weitere Studien sind nötig, um zu erfassen, ob eine pharmakologische Blockade von CCR5 auch einen Nutzen auf das Herzinfarktrisiko oder die Entwicklung von Gelenkentzündungen erbringen könnte. Man muss dabei jedoch bedenken, dass Beobachtungen, die aus Patienten mit einer geringeren bzw. fehlenden Expression von CCR5 gewonnen wurden, sich von der Situation einer therapeutischen CCR5-Inhibition unterscheiden können, da bei genetischen Veränderungen nicht selten auch genetische Kompensationsmechanismen, wie z. B. eine erhöhte Produktion von Chemokinrezeptorliganden wirksam sind, die bei einer therapeutischen Blockade nicht unbedingt in gleichem Ausmaß vorhanden sind. Entscheidend für die Beurteilung der Folgen der medikamentösen Blockade von CCR5 ist daher die Auswertung der klinischen Studien an Menschen. Erfreulicherweise haben die ersten klinischen Studien mit Maraviroc bisher ein gutes Sicherheitsprofil gezeigt und reflektieren damit die bisherigen Erkenntnisse aus den Studien an Menschen mit CCR5-Polymorphismen.

Literatur

Adarichev VA, Vermes C, Hanyecz A, et al. Antigen-induced differential gene expression in lymphocytes and gene expression profile in synovium prior to the onset of arthritis. Autoimmunity 2006; 39:663–673

Aguilar F, Nunez-Roldan A, Torres B, Wichmann I, Sanchez-Roman J, Gonzalez-Escribano MF. Chemokine receptor CCR2/CCR5 polymorphism in Spanish patients with systemic lupus erythematosus. J Rheumatol 2003; 30:1770–1774

Ahlenstiel G, Berg T, Woitas RP, et al. Effects of the CCR5-Delta32 mutation on antiviral treatment in chronic hepatitis C. J Hepatol 2003; 39:245–252

Aliberti J, Reis e Sousa C, Schito M, et al. CCR5 provides a signal for microbial induced production of IL-12 by CD8 alpha+ dendritic cells. Nat Immunol 2000; 1:83–87

Andres PG, Beck PL, Mizoguchi E, et al. Mice with a selective deletion of the CC chemokine receptors 5 or 2 Are protected from dextran sodium sulfate-mediated colitis: lack of CC chemokine receptor 5 expression results in a NK1.1+ lymphocyte-associated Th2-type immune response in the intestine. J Immunol 2000; 164:6303–6312

Ank N, Petersen K, Malmgaard L, Mogensen SC, Paludan SR. Age-dependent role for CCR5 in antiviral host defense against herpes simplex virus type 2. J. Viro. 2005; 79:9831–9841

Apolinario A, Majano PL, Alvarez-Perez E, et al. Increased expression of T cell chemokines and their receptors in chronic hepatitis C: relationship with the histological activity of liver disease. Am J Gastroenterol 2002; 97:2861–2870

Balistreri CR, Grimaldi MP, Vasto S, et al. Association between the polymorphism of CCR5 and Alzheimer's disease: results of a study performed on male and female patients from Northern Italy. Ann N Y Acad Sci 2006; 1089:454–461

Baragiotta A, Floreani A, Agarwal K, et al. Chemokine receptor 5 and primary biliary cirrhosis: a two-centre genetic association study. Liver Int 2004; 24:646–650

Barcellos LF, Schito AM, Rimmler JB, et al. CC-chemokine receptor 5 polymorphism and age of onset in familial multiple sclerosis. Multiple Sclerosis Genetics Group. Immunogenetics 2000; 51:281–288

Barr EL, Ouburg S, Igietseme JU, et al. Host inflammatory response and development of complications of Chlamydia trachomatis genital infection in CCR5-deficient mice and subfertile women with the CCR5delta32 gene deletion. J Microbiol Immunol Infect 2005; 38:244–254

Bennetts BH, Teutsch SM, Buhler MM, Heard RN, Stewart GJ. The CCR5 deletion mutation fails to protect against multiple sclerosis. Hum Immunol 1997; 58:52–59

Berthoux FC, Berthoux P, Mariat C, Thibaudin L, Afiani A, Linossier MT. CC-chemokine receptor five gene polymorphism in primary IgA nephropathy: the 32 bp deletion allele is associated with late progression to end-stage renal failure with dialysis. Kidney Int 2006; 69:565–572

Borczuk AC, Papanikolaou N, Toonkel RL, et al. Lung adenocarcinoma invasion in TGFbetaRII-deficient cells is mediated by CCL5/RANTES. Oncogene 2007; 23:23

Burns JC, Shimizu C, Gonzalez E, et al. Genetic variations in the receptor-ligand pair CCR5 and CCL3L1 are important determinants of susceptibility to Kawasaki disease. J Infect Dis 2005; 192:344–349

Cooke SP, Forrest G, Venables PJ, Hajeer A. The delta32 deletion of CCR5 receptor in rheumatoid arthritis. Arthritis Rheum 1998; 41:1135–1136

Dawson TC, Beck MA, Kuziel WA, Henderson F, Maeda N. Contrasting effects of CCR5 and CCR2 deficiency in the pulmonary inflammatory response to influenza A virus. Am J Pathol 2000; 156:1951–1959

de Roda Husman A-M, Koot M, Cornelissen M, et al. Association between CCR5 genotype and the clinical course of HIV-1 infection. Ann Intern Med 1997; 127:882–890

Dean M, Jacobson LP, McFarlane G, et al. Reduced risk of AIDS lymphoma in individuals heterozygous for the CCR5-delta32 mutation. Cancer Res 1999; 59:3561-3564

Desmetz C, Lin YL, Mettling C, et al. Cell surface CCR5 density determines the intensity of T cell migration towards rheumatoid arthritis synoviocytes. Clin Immunol. 2007; 123:148–154

Diamond MS, Klein RS. A genetic basis for human susceptibility to West Nile virus. Trends Microbiol 2006; 14:287–289

Duell EJ, Casella DP, Burk RD, Kelsey KT, Holly EA. Inflammation, genetic polymorphisms in proinflammatory genes TNF-A, RANTES, and CCR5, and risk of pancreatic adenocarcinoma. Cancer Epidemiol Biomarkers Prev 2006; 15:726–731

Eltayeb S, Berg AL, Lassmann H, et al. Temporal expression and cellular origin of CC chemokine receptors CCR1, CCR2 and CCR5 in the central nervous system: insight into mechanisms of MOG-induced EAE. J Neuroinflammation 2007; 4:14

Eri R, Jonsson JR, Pandeya N, et al. CCR5-Delta32 mutation is strongly associated with primary sclerosing cholangitis. Genes Immun 2004; 5:444–450

Eugen-Olsen J, Iversen AK, Garred P, et al. Heterozygosity for a deletion in the CKR-5 gene leads to prolonged AIDS-free survival and slower CD4 T-cell decline in a cohort of HIV-seropositive individuals. Aids 1997; 11:305–310

Favorova OO, Andreewski TV, Boiko AN, et al. The chemokine receptor CCR5 deletion mutation is associated with MS in HLA-DR4-positive Russians. Neurology 2002; 59:1652–1655

Gade-Andavolu R, Comings DE, MacMurray J, et al. Association of CCR5 delta32 deletion with early death in multiple sclerosis. Genet Med 2004; 6:126–131

Galimberti D, Fenoglio C, Lovati C, et al. CCR2-64I polymorphism and CCR5Delta32 deletion in patients with Alzheimer's disease. J Neurol Sci 2004; 225:79–83

Galvani AP, Novembre J. The evolutionary history of the CCR5-Delta32 HIV-resistance mutation. Microbes Infect 2005; 7:302–309

Galvani AP, Slatkin M. Evaluating plague and smallpox as historical selective pressures for the CCR5-Delta 32 HIV-resistance allele. Proc Natl Acad Sci USA 2003; 100:15276–15279

Gambelunghe G, Ghaderi M, Gharizadeh B, et al. Lack of association of human chemokine receptor gene polymorphisms CCR2-64I and CCR5-Delta32 with autoimmune Addison's disease. Eur J Immunogenet 2004; 31:73–76

Garred P, Madsen HO, Petersen J, et al. CC chemokine receptor 5 polymorphism in rheumatoid arthritis. J Rheumatol 1998; 25:1462–1465

Ghilardi G, Biondi ML, Battaglioli L, Zambon A, Guagnellini E, Scorza R. Genetic risk factor characterizes abdominal aortic aneurysm from arterial occlusive disease in human beings: CCR5 Delta 32 deletion. J Vasc Surg 2004; 40:995–1000

Glas J, Torok HP, Simperl C, et al. The Delta 32 mutation of the chemokine-receptor 5 gene neither is correlated with chronic hepatitis C nor does it predict response to therapy with interferon-alpha and ribavirin. Clin Immunol 2003; 108:46–50

Glass WG, Lim JK, Cholera R, Pletnev AG, Gao JL, Murphy PM. Chemokine receptor CCR5 promotes leukocyte trafficking to the brain and survival in West Nile virus infection. J Exp Med 2005; 202:1087–1098

Glass WG, McDermott DH, Lim JK, et al. CCR5 deficiency increases risk of symptomatic West Nile virus infection. J Exp Med 2006; 203:35–40

Gomez-Reino JJ, Pablos JL, Carreira PE, et al. Association of rheumatoid arthritis with a functional chemokine receptor, CCR5. Arthritis Rheum 1999; 42:989–992

Gonzalez P, Alvarez R, Batalla A, et al. Genetic variation at the chemokine receptors CCR5/CCR2 in myocardial infarction. Genes Immun 2001; 2:191–195

Goulding C, McManus R, Murphy A, et al. The CCR5-{Delta}32 mutation: impact on disease outcome in individuals with hepatitis C infection from a single source. Gut 2005; 54:1157–1161

Gulick RM, Su Z, Flexner C, et al. Phase 2 study of the safety and efficacy of vicriviroc, a CCR5 inhibitor, in HIV-1-Infected, treatment-experienced patients: AIDS clinical trials group 5211. J Infect Dis 2007; 196:304–312

Haase CG, Schmidt S, Faustmann PM. Frequencies of the G-protein beta3 subunit C825T polymorphism and the delta 32 mutation of the chemokine receptor-5 in patients with multiple sclerosis. Neurosci Lett 2002; 330:293–295

Hall IP, Wheatley A, Christie G, McDougall C, Hubbard R, Helms PJ. Association of CCR5 delta32 with reduced risk of asthma. Lancet 1999; 354:1264–1265

Hellier S, Frodsham AJ, Hennig BJ, et al. Association of genetic variants of the chemokine receptor CCR5 and its ligands, RANTES and MCP-2, with outcome of HCV infection. Hepatology 2003; 38:1468–1476

Henckaerts L, Fevery J, Van Steenbergen W, et al. CC-type chemokine receptor 5-Delta32 mutation protects against primary sclerosing cholangitis. Inflamm Bowel Dis 2006; 12:272–277

Herfarth H, Pollok-Kopp B, Goke M, Press A, Oppermann M. Polymorphism of CC chemokine receptors CCR2 and CCR5 in Crohn's disease. Immunol Lett 2001; 77:113–117

Hisada M, Lal RB, Masciotra S, et al. Chemokine receptor gene polymorphisms and risk of human T lymphotropic virus type I infection in Jamaica. J Infect Dis 2002; 185:1351–1354

Houle M, Thivierge M, Le Gouill C, Stankova J, Rola-Pleszczynski M. IL-10 up-regulates CCR5 gene expression in human monocytes. Inflammation 1999; 23:241–251

Huerta C, Alvarez V, Mata IF, et al. Chemokines (RANTES and MCP-1) and chemokine-receptors (CCR2 and CCR5) gene polymorphisms in Alzheimer's and Parkinson's disease. Neurosci Lett 2004; 370:151–154

Huffnagle GB, McNeil LK, McDonald RA, et al. Cutting Edge: role of C-C chemokine receptor 5 in organ-specific and innate immunity to cryptococcus neoformans. J Immunol 1999; 163:4642–4646

John S, Smith S, Morrison JF, et al. Genetic variation in CCR5 does not predict clinical outcome in inflammatory arthritis. Arthritis Rheum 2003; 48:3615–3616

Kaimen-Maciel DR, Vissoci Reiche EM, Brum Souza DG, et al. CCR5-Delta32 genetic polymorphism associated with benign clinical course and magnetic resonance imaging findings in Brazilian patients with multiple sclerosis. Int J Mol Med 2007; 20:337–344

Kantarci OH, Morales Y, Ziemer PA, et al. CCR5Delta32 polymorphism effects on CCR5 expression, patterns of immunopathology and disease course in multiple sclerosis. J Neuroimmunol 2005; 169:137–143

Kasten S, Goldwich A, Schmitt M, et al. Positive influence of the Delta32CCR5 allele on response to highly active antiretroviral therapy (HAART) in HIV-1 infected patients. Eur J Med Res 2000; 5:323–328

Khan IA, Thomas SY, Moretto MM, et al. CCR5 is essential for NK cell trafficking and host survival following Toxoplasma gondii infection. PLoS Pathog 2006; 2:e49

Lederman MM, Penn-Nicholson A, Cho M, Mosier D. Biology of CCR5 and its role in HIV infection and treatment. JAMA 2006; 296:815–826

Lim JK, Glass WG, McDermott DH, Murphy PM. CCR5: no longer a »good for nothing« gene – chemokine control of West Nile virus infection. Trends Immunol 2006; 27:308–312

Lindner E, Nordang GB, Melum E, et al. Lack of association between the chemokine receptor 5 polymorphism CCR5-delta32 in rheumatoid arthritis and juvenile idiopathic arthritis. BMC Med Genet 2007; 8:33

Liu R, Paxton WA, Choe S, et al. Homozygous defect in HIV-1 coreceptor accounts for resistance of some multiply-exposed individuals to HIV-1 infection. Cell 1996; 86:367–377

Lu Y, Nerurkar VR, Dashwood WM, et al. Genotype and allele frequency of a 32-base pair deletion mutation in the CCR5 gene in various ethnic groups: absence of mutation among Asians and Pacific Islanders. Int J Infect Dis 1999; 3:186–191

Luther SA, Cyster JG. Chemokines as regulators of T cell differentiation. Nat Immunol 2001; 2:102–107

Ma B, Kang M-J, Lee CG, et al. Role of CCR5 in IFN-{gamma}-induced and cigarette smoke-induced emphysema. J Clin Invest 2005; 115:3460–3472

Mack M, Cihak J, Simonis C, et al. Expression and characterization of the chemokine receptors CCR2 and CCR5 in mice. J Immunol 2001; 166:4697–4704

McGinnis R, Child F, Clayton S, et al. Further support for the association of CCR5 allelic variants with asthma susceptibility. Eur J Immunogenet 2002; 29:525–528

Melum E, Karlsen TH, Broome U, et al. The 32-base pair deletion of the chemokine receptor 5 gene (CCR5-Delta32) is not associated with primary sclerosing cholangitis in 363 Scandinavian patients. Tissue Antigens 2006; 68:78–81

Mettimano M, Specchia ML, La Torre G, et al. Blood pressure regulation by CCR genes. Clin Exp Hypertens 2006; 28:611–618

Meyer L, Magierowska M, Hubert JB, et al. CCR5 delta32 deletion and reduced risk of toxoplasmosis in persons infected with human immunodeficiency virus type 1. The SEROCO-HEMOCO-SEROGEST Study Groups. J Infect Dis1999; 180:920–924

Meyer L, Magierowska M, Hubert JB, et al. Early protective effect of CCR-5 delta 32 heterozygosity on HIV-1 disease progression: relationship with viral load. The SEROCO Study Group. Aids 1997; 11:F73–78

Mitchell TJ, Walley AJ, Pease JE, et al. Delta 32 deletion of CCR5 gene and association with asthma or atopy. Lancet 2000; 356:1491–1492

Mojtahedi Z, Ahmadi SB, Razmkhah M, Azad TK, Rajaee A, Ghaderi A. Association of chemokine receptor 5 (CCR5) delta32 mutation with Behcet's disease is dependent on gender in Iranian patients. Clin Exp Rheumatol 2006; 24:S91–4

Mokubo A, Tanaka Y, Nakajima K, et al. Chemotactic cytokine receptor 5 (CCR5) gene promoter polymorphism (59029A/G) is associated with diabetic nephropathy in Japanese patients with type 2 diabetes: a 10-year longitudinal study. Diabetes Res Clin Pract 2006; 73:89–94

Nahon P, Sutton A, Rufat P, et al. Lack of association of some chemokine system polymorphisms with the risks of death and hepatocellular carcinoma occurrence in patients with alcoholic cirrhosis: a prospective study. Eur J Gastroenterol Hepatol 2007; 19:425–431

Nansen A, Christensen JP, Andreasen SO, Bartholdy C, Christensen JE, Thomsen AR. The role of CC chemokine receptor 5 in antiviral immunity. Blood 2002; 99:1237–1245

Nattermann J, Nischalke HD, Feldmann G, Ahlenstiel G, Sauerbruch T, Spengler U. Binding of HCV E2 to CD81 induces RANTES secretion and internalization of CC chemokine receptor 5. J Viral Hepat 2004; 11:519–526

Nguyen GT, Carrington M, Beeler JA, et al. Phenotypic expressions of CCR5-delta32/delta32 homozygosity. J Acquir Immune Defic Syndr 1999; 22:75–82

Otaegui D, Ruiz-Martinez J, Olaskoaga J, Emparanza JI, de Munain AL. Influence of CCR5-Delta32 genotype in Spanish population with multiple sclerosis. Neurogenetics. 2007; 8:201–205

Pai JK, Kraft P, Cannuscio CC, et al. Polymorphisms in the CC-chemokine receptor-2 (CCR2) and -5 (CCR5) genes and risk of coronary heart disease among US women. Atherosclerosis 2006; 186:132–139

Panzer U, Schneider A, Steinmetz OM, et al. The chemokine receptor 5 Delta32 mutation is associated with increased renal survival in patients with IgA nephropathy. Kidney Int 2005; 67:75–81

Petrek M, Drabek J, Kolek V, et al. CC chemokine receptor gene polymorphisms in Czech patients with pulmonary sarcoidosis. Am J Respir Crit Care Med 2000; 162:1000–1003

Pokorny V, McQueen F, Yeoman S, et al. Evidence for negative association of the chemokine receptor CCR5 d32 polymorphism with rheumatoid arthritis. Ann Rheum Dis 2005; 64:487–490

Prahalad S, Bohnsack JF, Jorde LB, et al. Association of two functional polymorphisms in the CCR5 gene with juvenile rheumatoid arthritis. Genes Immun 2006; 7:468–475

Prasad P, Tiwari AK, Kumar KM, et al. Association of TGFbeta1, TNFalpha, CCR2 and CCR5 gene polymorphisms in type-2 diabetes and renal insufficiency among Asian Indians. BMC Med Genet 2007; 8:20

Promrat K, McDermott DH, Gonzalez CM, et al. Associations of chemokine system polymorphisms with clinical outcomes and treatment responses of chronic hepatitis C. Gastroenterology 2003; 124:352–360

Pulkkinen K, Luomala M, Kuusisto H, et al. Increase in CCR5 Delta32/Delta32 genotype in multiple sclerosis. Acta Neurol Scand 2004; 109:342–347

Rabkin CS, Yang Q-e, Goedert JJ, Nguyen G, Mitsuya H, Sei S. Chemokine and chemokine receptor gene variants and risk of non-Hodgkin's lymphoma in human immunodeficiency virus-1-infected individuals. Blood 1999; 93:1838–1842

Rasmussen HB, Timm S, Wang AG, et al. Association between the CCR5 32-bp deletion allele and late onset of schizophrenia. Am J Psychiatry 2006; 163:507–511

Ristic S, Lovrecic L, Starcevic-Cizmarevic N, et al. No association of CCR5delta32 gene mutation with multiple sclerosis in Croatian and Slovenian patients. Mult Scler 2006; 12:360–362

Salvarani C, Boiardi L, Timms JM, et al. Absence of the association with CC chemokine receptor 5 polymorphism in polymyalgia rheumatica. Clin Exp Rheumatol 2000; 18:591–595

Samson M, Libert F, Doranz BJ, et al. Resistance to HIV-1 infection in caucasian individuals bearing mutant alleles of the CCR-5 chemokine receptor gene. Nature 1996; 382:722–725

Sandford AJ, Zhu S, Bai TR, Fitzgerald JM, Pare PD. The role of the C-C chemokine receptor-5 Delta32 polymorphism in asthma and in the production of regulated on activation, normal T cells expressed and secreted. J Allergy Clin Immunol 2001; 108:69–73

Sato N, Kuziel WA, Melby PC, et al. Defects in the generation of IFN-γ are overcome to control infection with leishmania donovani in CC chemokine receptor (CCR) 5-, macrophage inflammatory protein-1α-, or CCR2-deficient mice. J Immunol 1999; 163:5519–5525

Schreiber K, Otura AB, Ryder LP, et al. Disease severity in Danish multiple sclerosis patients evaluated by MRI and three genetic markers (HLA-DRB1*1501, CCR5 deletion mutation, apolipoprotein E). Mult Scler 2002; 8:295–258

Scott Algood HM, Flynn JL. CCR5-deficient mice control mycobacterium tuberculosis infection despite increased pulmonary lymphocytic infiltration. J Immunol 2004; 173:3287–3296

Sellebjerg F, Kristiansen TB, Wittenhagen P, et al. Chemokine receptor CCR5 in interferon-treated multiple sclerosis. Acta Neurol Scand 2007; 115:413–418

Sellebjerg F, Madsen HO, Jensen CV, Jensen J, Garred P. CCR5 delta32, matrix metalloproteinase-9 and disease activity in multiple sclerosis. J Neuroimmunol 2000; 102:98–106

Shieh B, Liau YE, Hsieh PS, Yan YP, Wang ST, Li C. Influence of nucleotide polymorphisms in the CCR2 gene and the CCR5 promoter on the expression of cell surface CCR5 and CXCR4. Int Immunol 2000; 12:1311–1318

Silversides JA, Heggarty SV, McDonnell GV, Hawkins SA, Graham CA. Influence of CCR5 delta32 polymorphism on multiple sclerosis susceptibility and disease course. Mult Scler 2004; 10:149–152

Soo HM, Garzino-Demo A, Hong W, et al. Expression of a full-length hepatitis C virus cDNA up-regulates the expression of CC chemokines MCP-1 and RANTES. Virology 2002; 303:253–277

Spagnolo P, Renzoni EA, Wells AU, et al. C-C chemokine receptor 5 gene variants in relation to lung disease in sarcoidosis. Am J Respir Crit Care Med 2005; 172:721–728

Szalai C, Csaszar A, Czinner A, et al. Chemokine receptor CCR2 and CCR5 polymorphisms in children with insulin-dependent diabetes mellitus. Pediatr Res 1999; 46:82–84

Szalai C, Duba J, Prohaszka Z, et al. Involvement of polymorphisms in the chemokine system in the susceptibility for coronary artery disease (CAD). Coincidence of elevated Lp(a) and MCP-1 -2518 G/G genotype in CAD patients. Atherosclerosis 2001; 158:233–239

Szczucinski A, Losy J. Chemokines and chemokine receptors in multiple sclerosis. Potential targets for new therapies. Acta Neurol Scand 2007; 115:137–146

Thapa M, Kuziel WA, Carr DJ. Susceptibility of CCR5-deficient mice to genital herpes simplex virus type 2 is linked to NK cell mobilization. J Virol 2007; 81:3704–3713

Thio CL, Astemborski J, Bashirova A, et al. Genetic protection against hepatitis B virus conferred by CCR5Δ32: evidence that CCR5 contributes to viral persistence. J Virol 2007; 81:441–445

Thoelen I, Verbeeck J, Wollants E, et al. Frequency of the CCR5-Delta32 mutant allele is not increased in Belgian hepatitis C virus-infected patients. Viral Immunol 2005; 18:232–235

Tran EH, Kuziel WA, Owens T. Induction of experimental autoimmune encephalomyelitis in C57BL/6 mice deficient in either the chemokine macrophage inflammatory protein-1alpha or its CCR5 receptor. Eur J Immunol 2000; 30:1410–1415

Ugurel S, Schrama D, Keller G, et al. Impact of the CCR5 gene polymorphism on the survival of metastatic melanoma patients receiving immunotherapy. Cancer Immunol Immunother 2007; 2:2

Vaday GG, Peehl DM, Kadam PA, Lawrence DM. Expression of CCL5 (RANTES) and CCR5 in prostate cancer. Prostate 2006; 66:124–134

van Deventer HW, O'Connor W, Jr., Brickey WJ, Aris RM, Ting JP, Serody JS. C-C chemokine receptor 5 on stromal cells promotes pulmonary metastasis. Cancer Res 2005; 65:3374–3379

van Rij RP, Portegies P, Hallaby T, et al. Reduced prevalence of the CCR5 delta32 heterozygous genotype in human immunodeficiency virus-infected individuals with AIDS dementia complex. J Infect Dis 1999; 180:854–857

van Veen T, Nielsen J, Berkhof J, et al. CCL5 and CCR5 genotypes modify clinical, radiological and pathological features of multiple sclerosis. J Neuroimmunol 2007; 18:18

Wasmuth HE, Werth A, Mueller T, et al. CC chemokine receptor 5 delta32 polymorphism in two independent cohorts of hepatitis C virus infected patients without hemophilia. J Mol Med 2004; 82:64–69

Wheeler J, McHale M, Jackson V, Penny M. Assessing theoretical risk and benefit suggested by genetic association studies of CCR5: experience in a drug development programme for maraviroc. Antivir Ther 2007; 12:233–245

Woitas RP, Ahlenstiel G, Iwan A, et al. Frequency of the HIV-protective CC chemokine receptor 5-Delta32/Delta32 genotype is increased in hepatitis C. Gastroenterology 2002; 122:1721–1728

Yang B, Houlberg K, Millward A, Demaine A. Polymorphisms of chemokine and chemokine receptor genes in Type 1 diabetes mellitus and its complications. Cytokine 2004; 26:114–121

Yang YF, Mukai T, Gao P, et al. A non-peptide CCR5 antagonist inhibits collagen-induced arthritis by modulating T cell migration without affecting anti-collagen T cell responses. Eur J Immunol 2002; 32:2124–132

Zapico I, Coto E, Rodriguez A, Alvarez C, Torre JC, Alvarez V. CCR5 (chemokine receptor-5) DNA-polymorphism influences the severity of rheumatoid arthritis. Genes Immun 2000; 1:288–289

Zhang M, Ardlie K, Wacholder S, Welch R, Chanock S, O'Brien TR. Genetic variations in CC chemokine receptors and hypertension. Am J Hypertens 2006; 19:67–72

Zhao X, Gharizadeh B, Hjelmstrom P, et al. Genotypes of CCR2 and CCR5 chemokine receptors in human myasthenia gravis. Int J Mol Med. 2003; 12:749–753

Zheng B, Wiklund F, Gharizadeh B, et al. Genetic polymorphism of chemokine receptors CCR2 and CCR5 in Swedish cervical cancer patients. Anticancer Res 2006; 26:3669–3674

Zhong MX, Kuziel WA, Pamer EG, Serbina NV. Chemokine receptor 5 is dispensable for innate and adaptive immune responses to listeria monocytogenes infection. Infect Immun 2004; 72:1057–1064

Zhou Y, Kurihara T, Ryseck R-P, et al. Impaired macrophage function and enhanced t cell-dependent immune response in mice lacking CCR5, the mouse homologue of the major HIV-1 coreceptor. J Immunol 1998; 160:4018–4025

Zou W, Foussat A, Houhou S, et al. Acute upregulation of CCR-5 expression by CD4+ T lymphocytes in HIV-infected patients treated with interleukin-2. ANRS 048 IL-2 Study Group. Aids 1999; 13:455–463

Zuniga JA, Villarreal-Garza C, Flores E, et al. Biological relevance of the polymorphism in the CCR5 gene in refractory and non-refractory rheumatoid arthritis in Mexicans. Clin Exp Rheumatol 2003; 21:35–354

14

Langzeitverträglichkeit von CCR5-Inhibitoren

Hans Heiken

Einleitung

In den vergangenen Jahren sind erhebliche Fortschritte bei der Behandlung der HIV-1-Infektion erzielt worden. Leider mussten aber auch starke Nebenwirkungen und Langzeittoxizitäten beobachtet werden, die bei vielen Patienten zum Wechsel oder gar zum Abbruch der Therapie führten. Zudem liegen bei vielen Patienten Resistenzen gegen verfügbare antiretrovirale Medikamente vor, die in der Regel durch suboptimale Virussuppression selektiert oder (sehr viel seltener) bereits bei der Primärinfektion übertragen wurden. Darum ist es dringend notwendig, neue Medikamente zu entwickeln, die gegen resistente HI-Viren noch wirksam und dabei auch langfristig gut verträglich sind. Mit Maraviroc (Celsentri®) wird erstmals ein Rezeptor auf der Wirtszelle zur antiretroviralen Therapie genutzt, wohingegen alle bisher eingesetzten Medikamente virale Zielstrukturen hatten. Maraviroc blockiert den Chemokinrezeptor CCR5, der im Jahre 1996 kurz nach der Entdeckung von CXCR4 (Alkhatib et al. 1996) als Korezeptor für T-trope HIV-1-Isolate von mehreren Arbeitsgruppen als Korezeptor für die Infektion von Zielzellen mit Makrophagen-tropen HIV-1-Isolaten identifiziert wurde (Übersicht in Berger et al. 1999). Mit dieser neuen Wirksubstanz und dem neuen Wirkprinzip stellt sich die Frage nach der Langzeitverträglichkeit, auf die nachfolgend eingegangen werden soll.

»Natürliche Vorbilder«: Folgen einer fehlenden Expression von CCR5

Interessanterweise wurde im gleichen Jahr der Entdeckung der HIV-Korezeptoren CXCR4 und CCR5 eine natürlich vorkommende genetische Variante von CCR5 beschrieben (CCR5-delta32), die bei Homozygoten durch fehlende Expression von CCR5 zu einer starken Resistenz gegenüber einer HIV-1-Infektion führt (Dean et al. 1996; Liu et al. 1996; Huang et al. 1996). Allerdings wurden einige wenige HIV-1-Infizierte mit einer homozygoten CCR5-delta32-Mutation beschrieben (Heiken et al. 1999; Sheppard et al. 2002), die vermutlich durch CXCR4-trope HIV-Stämme infiziert wurden. Somit liegt auch bei Individuen mit einer homozygoten CCR5-delta32-Mutation keine vollständige HIV-Resistenz vor. Etwa 1% der kaukasischen Bevölkerung hat eine homozygote CCR5-delta32-Mutation, die bei anderen ethnischen Gruppen nur sehr selten vorkommt (Martinson et al. 1997; Novembre et al. 2005). Menschen mit einer CCR5-delta32-Mutation sind klinisch unauffällig, obwohl CCR5 eine wichtige Rolle bei Entzündungsprozessen spielt. In speziellen Situationen kann die CCR5-delta32-Mutation Auswirkungen haben. So führte eine Infektion mit dem West-Nil-Virus im Mausmodell bei CCR5-defizienten Tieren immer zum

Tod, wohingegen normale Mäuse fast immer überlebten (Glass et al. 2005). Bei der Auswertung von humanen West-Nil-Virus-Infektionen fand sich bei zwei Kohorten aus Colorado und Arizona ein erhöhter Anteil von symptomatischen oder tödlichen Verläufen bei Menschen mit einer homozygoten CCR5-delta32-Mutation (Glass et al. 2006), wobei in der veröffentlichten Studie vermutlich der Verlauf einer speziellen virulenten West-Nil-Virus-Variante beschrieben wurde. Nach einer Infektion mit Hepatitis B kommt es bei Patienten mit einer homozygoten CCR5-delta32-Mutation häufiger zu einer Ausheilung (Thio et al. 2007), wohingegen die Rolle bei der Hepatitis C umstritten ist. Aus der Transplantationsmedizin gibt es Hinweise auf einen besseren Verlauf bei CCR5-delta32-homozygoten Patienten nach Nierentransplantation (Fischereder et al. 2001), aber nicht nach Herz- (Hummel et al. 2007) oder Lebertransplantation (Schroppel et al. 2002). Bei Autoimmunerkrankungen wird noch kontrovers diskutiert, ob eine homozygote CCR5-delta32-Mutation protektiv gegen die rheumatoide Arthritis ist (Prahalad 2006; Lindner et al. 2007). Ein Zusammenhang mit der Multiplen Sklerose scheint es nicht zu geben. Somit kommt es mit Ausnahme der (fraglich relevanten) West-Nil-Virus-Infektion bei CCR5-Defizienz nicht zu negativen Konsequenzen für die betroffenen Menschen.

Folgen einer verminderten Expression von CCR5

Bei Vorliegen einer heterozygoten CCR5-delta32-Mutation ist die Oberflächenexpression von CCR5 reduziert. Diese Reduktion führt nicht zu einer Resistenz gegen HIV-1, weil bei HIV-1-Infizierten in etwa der gleiche Prozentanteil von Heterozygoten gefunden wird wie in der gesunden Bevölkerung (in Europa ca. 10–15%). In mehreren Kohortenstudien konnte eine langsamere Krankheitsprogression bei heterozygoten CCR5-delta32-HIV-1-infizierten Patienten nachgewiesen werden (Ioannidis et al. 2001). Bei heterozygoten HIV-1-Infizierten wurde eine stärkere Produktion der natürlichen CCR5-Liganden CCL3 (MIP-1a), CCL4 (MIP-1b) und CCL5 (RANTES) gemessen (Paxton et al. 1998). Diese Chemokine wurden bereits vor der Entdeckung von CCR5 als Korezeptor als die wichtigsten löslichen HIV-1-supprimierenden Faktoren beschrieben (Cocchi et al. 1995). Möglicherweise spielt diese höhere Produktion von HIV-suppressiven Faktoren eine wichtige Rolle bei der verlangsamten Krankheitsprogression von CCR5-delta32-heterozygoten HIV-1-Patienten. Interessanterweise fanden epidemiologische Studien eine niedrigere Inzidenz von AIDS-definierenden malignen Lymphomen bei Individuen mit einer heterozygoten CCR5-delta32-Mutation (Dean et al. 1999; Rabkin et al. 1999). Bislang gibt es keine klaren Belege für negative Auswirkungen einer verminderten CCR5-Expression, weder in der gesunden Bevölkerung noch bei HIV-1-Infizierten.

Pharmakologische Blockade von CCR5

Aus den oben beschriebenen Beispielen wird klar, dass der HIV-1-Korezeptor CCR5 ein attraktives Ziel für eine pharmakologische Blockade darstellt, weil eine verminderte bzw. fehlende Funktion von CCR5 mit der fraglichen Ausnahme einer West-Nil-Virus-Infektion nicht zu negativen Folgen für den betroffenen Menschen führt. Inzwischen wurden 4 oral verfügbare Substanzen für den therapeutischen Einsatz entwickelt und in klinischen Studien am Menschen eingesetzt.

Klinische Studien mit **Aplaviroc** (entwickelt von GlaxoSmithKline) mussten nach zunächst viel versprechender antiviraler Effektivität (Lalezari et al. 2005) abgebrochen werden, nachdem es sowohl bei naiven als auch bei vorbehandelten Patienten zu vermehrter Lebertoxizität gekommen war (Steel 2005).

Vicriviroc (Schering Plough) befindet sich derzeit in klinischer Entwicklung. Erste klinische Studien zeigten gute antivirale Aktivität nach zweiwöchiger Monotherapie in HIV-1-infizierten Patienten (Schürmann et al. 2007). Die optimale Dosierung und die Effektivität im Vergleich zur Kontrolltherapie (statt zu Placebo) sind noch nicht etabliert. Eine Hepatotoxizität wurde im Gegensatz zu Aplaviroc nicht beobachtet. Auffällig war die hohe Rate von Malignomen bei Vicriviroc-behandelten Patienten in der ACTG-5211-Studie (Gulick et al. 2007). Von den 90 mit Vicriviroc behandelten Patienten entwickelten in den 48 Wochen des Beobachtungszeitraumes 8 ein Malignom: 2 Hodgkin-Lymphome (1 als Rezidiv), 2 Non-Hodgkin-Lymphome (1 als Rezidiv), 1 Magenadenokarzinom, 1 HPV-assoziiertes Plattenepithelkarzinom, 1 Basaliom und 1 Kaposi-Sarkom (als Rezidiv). Unter den 28 Patienten des Placeboarms trat bei 2 Patienten ein Plattenepithelkarzinom auf, ein Patient davon hatte früher bereits 3 Monate lang Vicriviroc erhalten. Die Heterogenität der beobachteten Malignome und die kleine Zahl der in der Studie behandelten Patienten lassen derzeit nicht den Schluss zu, dass eine Vicriviroc-Therapie zu einem erhöhten Auftreten von Malignomen führt. Allerdings wird bei der weiteren Entwicklung von Vicriviroc die Malignomrate von großem Interesse sein.

Für die Therapie mit INCB-9471 (Incyte) liegen derzeit Ergebnisse für eine zweiwöchige Monotherapie bei 10 therapienaiven und 9 vorbehandelten HIV-1-Patienten vor, die auf eine sehr gute Verträglichkeit und antivirale Potenz schließen lassen (Cohen et al. 2007).

Maraviroc-Studien: Leber und Malignome

Maraviroc (Celsentri®, Pfizer) ist die inzwischen erste zugelassene Substanz zur CCR5-Blockade. Im Gegensatz zu Aplaviroc, Vicriviroc und INCB-9471 liegen Daten aus großen Studien mit insgesamt weit über 1300 behandelten Patienten vor (◧ Tabelle 15.1), aus denen valide Aussagen zu Nebenwirkungen und Malignominzidenz abgeleitet werden können.

In den Phase-1/2a-Studien kam es unter 203 mit unterschiedlichen Maraviroc-Dosierungen behandelten Patienten nur sehr selten zu Leberwerterhöhungen, zudem traten diese nur bei Patienten mit Begleiterkrankungen auf, die Leberwerterhöhungen verursachen können. Malignome wurden nicht beobachtet.

In der MERIT-Studie erhielten 360 therapienaive Patienten Combivir + Maraviroc und wurden mit 361 Patienten verglichen, die Combivir + Efavirenz erhielten. Im Maraviroc-Arm trat bei einem Patienten ein NHL auf, im Vergleichsarm kam es zu 4 Malignomen (1 NHL, 1 KS, 2 Hodgkin-Lymphome). Die Raten an AST- und ALT-Erhöhungen waren insgesamt niedrig und in beiden Behandlungsgruppen vergleichbar (◧ Tabelle 15.2).

In den MOTIVATE-1- und -2-Studien wurden insgesamt 840 Patienten mit Maraviroc behandelt. Für die mit der jetzt zugelassenen Dosierung von 2-mal 300 mg konnten über 420 Patienten ausgewertet werden. Unter den 426 mit Maraviroc behandelten Patienten traten 4 Malignome auf (0,9%), in der Kontrollgruppe kam es bei 5 Patienten (2,4%) zu einer malignen Erkrankung. In beiden Behandlungsarmen kam es nur selten und mit vergleichbarer Häufigkeit zu signifikanten Laborwertveränderungen (◧ Tabelle 15.3).

In der (A400-)1029-Studie erhielten 124 Patienten Maraviroc, obwohl ein X4-Virus nachweisbar war. Es wurde kein Lymphom beobachtet, und die Rate an AST- oder ALT-Erhöhungen war niedrig (1 bis 2 Patienten pro Arm, auch im Placeboarm).

◘ Tabelle 15.1. Klinische Studien mit Maraviroc

Tropismus	R5			R5/X4 oder X4
ART-Status	Naiv	Vorbehandelt		
Studie	1026 MERIT	1027 MOTIVATE 1	1028 MOTIVATE 2	1029
Phase	2b → 3	2b/3	2b/3	2b
Patientenzahl	917	601	474	190
Randomisierung	1:1:1	2:2:1	2:2:1	1:1:1
Design	CBV plus (MVC 1x/Tag vs.) MVC 2x/Tag vs. EFV	OBT plus MVC 1x/Tag vs. MVC 2x/Tag vs. Placebo	OBT plus MVC 1x/Tag vs. MVC 2x/Tag vs. Placebo	OBT plus MVC 1x/Tag vs. MVC 2x/Tag vs. Placebo
Primärer Endpunkt	<400/<50 c/ml nach 44/96 W.	ΔVL nach 24/48 W.	ΔVL nach 24/48 W.	ΔVL nach 24/48 W.

◘ Tabelle 15.2. Anteil der Patienten mit Leberwerterhöhungen in der MERIT-Studie

Alle Ursachen n (%)[a]	EFV + CBV	MVC + CBV
AST Grad 3 (>5,0 bis 10,0 x ULN) Grad 4 (>10,0 x ULN)	9/350 (2,6) 2/350 (0,6)	7/353 (2,0) 5/353 (1,4)
ALT Grad 3 (>5,0 bis 10,0 x ULN) Grad 4 (>10,0 x ULN)	9/350 (2,6) 2/350 (0,6)	9/353 (2,5) 2/353 (0,6)
Gesamtbilirubin Grad 3 (>2,5 bis 5,0 x ULN) Grad 4 (>5,0 x ULN)	0/345 0/345	3/352 (0,9)[b] 0/352

[a]nicht korrigiert für Expositionsdauer. *ULN* = obere Grenze des Normalbereichs, [b]3 Patienten mit Hyperbilirubinämie ohne Transaminaseerhöhung, davon 2 mit Gilbert-Syndrom.

◘ Tabelle 15.3. Laborwertveränderungen Grad 3 bis 4 in den Studien MOTIVATE 1 und MOTIVATE 2 (gepoolte Analyse), maximale Veränderungen der Laborwerte (unabhängig vom Ausgangswert)

	Grenzwerte	Placebo + OBT (n = 207), % der Pat.	MVC 2x/Tag + OBT (N = 421), % der Pat.
Aspartat-Aminotransferase	> 5,0 x ULN	2,9	4,5
Alanin-Aminotransferase	> 5,0 x ULN	3,4	2,4
Gesamt-Bilirubin	> 5,0 x ULN	5,3	5,7
Amylase	> 2,0 x ULN	5,8	5,5
Lipase	> 2,0 x ULN	6,3	4,9
Absolute Neutrophilenzahl	< 750/µl	1,9	3,8

15

Zusammenfassung

Derzeit gibt es keinen Hinweis auf eine klassenspezifische Nebenwirkung der CCR5-Antagonisten. Aplaviroc wurde aufgrund erhöhter Inzidenz von Hepatotoxizität nicht weiter entwickelt. Vicriviroc wird in größeren Studien auf die Wirksamkeit im Vergleich zur etablierten Therapie überprüft, und die Rate an malignen Erkrankungen muss sorgfältig beobachtet werden. IBCB-9471 befindet sich noch in einer frühen Phase der Entwicklung. Für die Behandlung mit Maraviroc liegen zwar derzeit noch keine wirklichen Langzeitergebnisse vor, aber die bisherigen Daten von über 1300 in klinischen Studien behandelten Patienten belegen neben der guten antiviralen Wirksamkeit auch ein sehr gutes Verträglichkeitsprofil. Es gibt keine Hinweise auf spezifische Laborwertveränderungen oder auf eine erhöhte Malignominzidenz. Auch nach der Zulassung wäre es wünschenswert, alle mit Celsentri® behandelten Patienten sorgfältig zu beobachten und in klinischen Kohortenstudien möglichst vollständig zu dokumentieren, um gute Daten zur Langzeitverträglichkeit zu generieren.

Literatur

Alkhatib G, Combadiere C, Broder CC, Feng Y, Kennedy PE, Murphy PM et al. CC CKR5: a RANTES, MIP-1alpha, MIP-1beta receptor as a fusion cofactor for macrophage-tropic HIV-1. Science 1996; 272:1955–1958

Berger EA, Murphy PM, Farber JM. Chemokine receptors as HIV-1 coreceptors: roles in viral entry, tropism, and disease. Annu Rev Immunol 1999; 17:657–700

Cocchi F, DeVico AL, Garzino-Demo A, Arya SK, Gallo RC, Lusso P. Identification of RANTES, MIP-1 alpha, and MIP-1 beta as the major HIV-suppressive factors produced by CD8+ T cells. Science 1995; 270:1811–1815

Cohen C, DeJesus E, Mills A, Pierone G, Kumar P, Ruane P et al. Potent antiretroviral activity of the once-daily CCR5 antagonist INCB009471 over 14 days of monotherapy. 4th IAS Conference on HIV Pathogenesis, Treatment and Prevention Sydney 2007

Dean M, Carrington M, Winkler C, Huttley GA, Smith MW, Allikmets R et al. Genetic restriction of HIV-1 infection and progression to AIDS by a deletion allele of the CKR5 structural gene. Science 1996; 273:1856–1862

Dean M, Jacobson LP, McFarlane G, Margolick JB, Jenkins FJ, Howard OM et al. Reduced risk of AIDS lymphoma in individuals heterozygous for the CCR5-delta32 mutation. Cancer Res 1999; 59:3561–3564

Fischereder M, Luckow B, Hocher B, Wuthrich RP, Rothenpieler U, Schneeberger H et al. CC chemokine receptor 5 and renal-transplant survival. Lancet 2001; 357:1758–1761

Glass WG, Lim JK, Cholera R, Pletnev AG, Gao JL, Murphy PM. Chemokine receptor CCR5 promotes leukocyte trafficking to the brain and survival in West Nile virus infection. J Exp Med 2005; 202:1087–1098

Glass WG, McDermott DH, Lim JK, Lekhong S, Yu SF, Frank WA et al. CCR5 deficiency increases risk of symptomatic West Nile virus infection. J Exp Med 2006; 203:35–40

Gulick RM, Su Z, Flexner C, Hughes MD, Skolnik PR, Wilkin TJ et al. Phase 2 study of the safety and efficacy of vicriviroc, a CCR5 inhibitor, in HIV-1-Infected, treatment-experienced patients: AIDS clinical trials group 5211. J Infect Dis 2007; 196:304–312

Heiken H, Becker S, Bastisch I, Schmidt RE. HIV-1 infection in a heterosexual man homozygous for CCR-5 delta32. AIDS 1999; 13:529–530

Huang Y, Paxton WA, Wolinsky SM, Neumann AU, Zhang L, He T et al. The role of a mutant CCR5 allele in HIV-1 transmission and disease progression. Nat Med 1996; 2:1240–1243

Hummel M, Bara C, Hirt S, Haverich A, Hetzer R. Prevalence of CCR5Delta32 polymorphism in long-term survivors of heart transplantation. Transpl Immunol 2007; 17:223–226

Ioannidis JP, Rosenberg PS, Goedert JJ, Ashton LJ, Benfield TL, Buchbinder SP et al. Effects of CCR5-Delta32, CCR2-64I, and SDF-1 3′A alleles on HIV-1 disease progression: An international meta-analysis of individual-patient data. Ann Intern Med 2001; 135:782–795

Lalezari J, Thompson M, Kumar P, Piliero P, Davey R, Patterson K et al. Antiviral activity and safety of 873140, a novel CCR5 antagonist, during short-term monotherapy in HIV-infected adults. AIDS 2005; 19:1443–1448

Lindner E, Nordang GB, Melum E, Flato B, Selvaag AM, Thorsby E et al. Lack of association between the chemokine receptor 5 polymorphism CCR5delta32 in rheumatoid arthritis and juvenile idiopathic arthritis. BMC Med Genet 2007; 8:33

Liu R, Paxton WA, Choe S, Ceradini D, Martin SR, Horuk R et al. Homozygous defect in HIV-1 coreceptor accounts for resistance of some multiply-exposed individuals to HIV-1 infection. Cell 1996; 86:367–377

Martinson JJ, Chapman NH, Rees DC, Liu YT, Clegg JB. Global distribution of the CCR5 gene 32-basepair deletion. Nat Genet 1997; 16:100–103

Novembre J, Galvani AP, Slatkin M. The geographic spread of the CCR5 Delta32 HIV-resistance allele. PLoS Biol 2005; 3:e339

Paxton WA, Kang S, Koup RA. The HIV type 1 coreceptor CCR5 and its role in viral transmission and disease progression. AIDS Res Hum Retroviruses 1998; 14 (Suppl 1):S89–92

Prahalad S. Negative association between the chemokine receptor CCR5-Delta32 polymorphism and rheumatoid arthritis: a meta-analysis. Genes Immun 2006; 7:264–268

Rabkin CS, Yang Q, Goedert JJ, Nguyen G, Mitsuya H, Sei S. Chemokine and chemokine receptor gene variants and risk of non-Hodgkin's lymphoma in human immunodeficiency virus-1-infected individuals. Blood 1999; 93:1838–1842

Schroppel B, Fischereder M, Ashkar R, Lin M, Kramer BK, Mardera B et al. The impact of polymorphisms in chemokine and chemokine receptors on outcomes in liver transplantation. Am J Transplant 2002; 2:640–645

Schürmann D, Fätkenheuer G, Reynes J, Michelet C, Raffi F, van Lier J et al. Antiviral activity, pharmacokinetics and safety of vicriviroc, an oral CCR5 antagonist, during 14-day monotherapy in HIV-infected adults. AIDS 2007; 21:1293–1299

Sheppard HW, Celum C, Michael NL, O'Brien S, Dean M, Carrington M et al. HIV-1 infection in individuals with the CCR5-Delta32/Delta32 genotype: acquisition of syncytium-inducing virus at seroconversion. J Acquir Immune Defic Syndr 2002; 29:307–313

Steel HM. Special presentation on aplaviroc-related hepatotoxicity. 10th EACS, Dublin 2005

Thio CL, Astemborski J, Bashirova A, Mosbruger T, Greer S, Witt MD et al. Genetic protection against hepatitis B virus conferred by CCR5Delta32: Evidence that CCR5 contributes to viral persistence. J Virol 2007; 81:441–445

15

Maraviroc: Dosierung, Kombinationspartner und wichtige Interaktionen

Stefan Esser

Pharmakokinetische Eigenschaften

Pharmakokinetisch wurden bisher für Maraviroc weder relevante Unterschiede zwischen Kaukasiern, Asiaten und Angehörigen der schwarzen Bevölkerung noch zwischen den Geschlechtern beobachtet.

Absorption und Proteinbindung

Klinische Untersuchungen bestätigen die rasche Absorption von Maraviroc bis zur maximalen Konzentration schon in 0,5 bis 4 Stunden nach oraler Einnahme der handelsüblichen 300-mg-Tablette. Die terminale Halbwertzeit im Plasma ist dosisabhängig und schwankt zwischen 16 und 23 Stunden bei Dosierungen von 50–100 mg oder 300 mg jeweils zweimal täglich. Maraviroc liegt im Humanplasma zu ca. 76% an Proteine gebunden vor. Bei Einnahme einer 300-mg-Tablette zusammen mit einem fettreichen Frühstück verringerte sich die C_{max} und die AUC von Maraviroc bei gesunden Probanden um 33%. In den Studien zur Wirksamkeit und Verträglichkeit von Maraviroc gab es jedoch keine Einschränkungen hinsichtlich der Nahrungszufuhr. Daher kann Maraviroc in der empfohlenen Dosierung mit oder ohne Nahrung eingenommen werden (Emmelkamp et al. 2007)

Metabolisierung und Elimination

Maraviroc wird hauptsächlich über die Leber metabolisiert und eliminiert. Studien am Menschen sowie In-vitro-Studien mit Lebermikrosomen und exprimierten Enzymen haben gezeigt, dass Maraviroc hauptsächlich über das Cytochrom-P450-System zu Abbauprodukten metabolisiert wird, die im Wesentlichen inaktiv gegen HIV-1 sind. In-vitro-Studien zeigen, dass CYP3A4 das wichtigste Enzym für die Metabolisierung von Maraviroc darstellt. Weiterhin haben In-vitro-Studien gezeigt, dass die polymorphen Enzyme CYP2C9, CYP2D6 und CYP2C19 nur unwesentlich zum Metabolismus von Maraviroc beitragen. Maraviroc ist ein Substrat des Efflux-Transporters P-Glykoprotein.

Eine Einzeldosis von 300 mg Maraviroc wurde zu ca. 20% im Urin und zu 76% in den Fäzes eliminiert. Unverändertes Maraviroc war dabei der Hauptbestandteil im Urin (durchschnittlich 8% der Dosis) und in den Fäzes (durchschnittlich 25% der Dosis). Der Rest wurde als Metaboliten ausgeschieden.

Dosierung, Dosisanpassungen bei eingeschränkter Leber- und Nierenfunktion

Die empfohlene Dosierung von Maraviroc für Erwachsene beträgt 150 mg, 300 mg oder 600 mg zweimal täglich in Abhängigkeit von Interaktionen mit der gleichzeitig angewendeten antiretroviralen Therapie und mit anderen Arzneimitteln (◘ Tabelle 15.1). Da für Kinder keine Daten zur Sicherheit, Wirksamkeit und Pharmakokinetik vorliegen, wird der Einsatz von Maraviroc nicht empfohlen.

Hepatitis-B/C-Koinfektion, Leberfunktionsstörungen und Leberinsuffizienz

Bei Patienten mit moderaten Leberfunktionsstörungen im Vergleich zu Patienten ohne Leberfunktionsstörungen wurden nach einmaliger Einnahme von 300 mg Maraviroc Anstiege der Spitzenspiegel (C_{max} 32%) und der AUC (46%) beobachtet. Da für diese Patienten bisher nur sehr begrenzte klinische Daten vorliegen, dürfen diese Patienten nur unter besonderer Vorsicht mit Maraviroc behandelt werden.

Eingeschränkte Nierenfunktion

Die Sicherheit und Wirksamkeit von Maraviroc wurde bei Patienten mit Nierenfunktionsstörungen nicht speziell untersucht. Maraviroc muss daher bei dieser Patientengruppe mit erhöhter Vorsicht eingesetzt werden. Ohne Hemmstoffe für seinen Metabolismus macht die renale Clearance weniger als 25% der Gesamtclearance von Maraviroc aus, sodass eine eingeschränkte Nierenfunktion die Exposition von Maraviroc vermutlich nicht signifikant verändert. Ohne Komedikation mit starken CYP3A4-Hemmern oder zusammen mit Tipranavir/Ritonavir muss keine Anpassung des Maraviroc-Dosisintervalls erfolgen. Bei Vorhandensein von Hemmstoffen für seinen Metabolismus kann die renale Clearance bis zu 70% der Gesamtclearance von Maraviroc ausmachen, sodass eine eingeschränkte Nierenfunktion in diesem Fall zu einer erhöhten Exposition von Maraviroc führen kann. Deshalb muss Maraviroc bei Patienten mit eingeschränkter Nierenfunktion (CL_{cr} <80 ml/min), die starke CYP3A4-Hemmer einnehmen, vorsichtig angewendet und die Dosisintervalle müssen entsprechend angepasst werden.

Wechselwirkungen mit anderen Arzneimitteln und Dosisanpassungen
(◘ Tabelle 16.1)

Induktoren und Inhibitoren des Cytochrom P450 CYP3A4

Maraviroc ist ein Substrat des Cytochrom P450 CYP3A4. Die gleichzeitige Gabe von Maraviroc zusammen mit Arzneimitteln, die CYP3A4 induzieren, kann die Plasmakonzentration von

Maraviroc reduzieren und dessen therapeutische Wirkung verringern. Die gleichzeitige Gabe von Maraviroc zusammen mit Arzneimitteln, die CYP3A4 hemmen, kann die Plasmakonzentration von Maraviroc erhöhen. Wenn Maraviroc zusammen mit CYP3A4-Hemmern und/ oder CYP3A4-Induktoren gegeben wird, wird eine Dosisanpassung von Maraviroc empfohlen (Abel et al. 2004; Russel et al. 2004).

Einfluss von Maraviroc auf die Pharmakokinetik anderer Arzneimittel

Studien an Lebermikrosomen und rekombinanten Enzymsystemen haben gezeigt, dass Maraviroc in klinisch relevanten Konzentrationen keines der bedeutenden P450-Enzyme (CYP1A2, CYP2B6, CYP2C8, CYP2C9, CYP2C19, CYP2D6 und CYP3A4) hemmt. Maraviroc zeigte keine klinisch relevanten Auswirkungen auf die Pharmakokinetik von Midazolam, der oralen Kontrazeptiva Ethinylestradiol und Levonorgestrel (Abel et al. 2003) oder auf das Verhältnis von 6β-Hydroxykortison/Kortison in der Niere, was auf eine fehlende Hemmung oder Induktion von CYP3A4 in vivo hinweist. Auf Basis der In-vitro-Daten und der klinischen Ergebnisse ist das Potential von Maraviroc, die Pharmakokinetik von gleichzeitig gegebenen Arzneimitteln zu beeinflussen, niedrig.

Interaktionen bei der renalen Clearance

Da an der renalen Clearance von Maraviroc sowohl passive als auch aktive Prozesse beteiligt sind, besteht die Möglichkeit einer Konkurrenz um die Ausscheidung mit anderen renal eliminierten Wirkstoffen. Die gleichzeitige Anwendung von Maraviroc zusammen mit Tenofovir (Substrat der renalen Elimination) (Muirhead et al. 2004) und Cotrimoxazol (enthält Trimethoprim, einen renalen Kationentransporthemmer) zeigte jedoch keine Auswirkungen auf die Pharmakokinetik von Maraviroc. Darüber hinaus zeigte die gleichzeitige Anwendung von Maraviroc zusammen mit Lamivudin/Zidovudin keine Auswirkungen von Maraviroc auf die Pharmakokinetik von Lamivudin (wird hauptsächlich renal eliminiert) oder Zidovudin (Metabolismus nicht über P450, renale Elimination). Eine Dosisanpassung wird bei Patienten mit eingeschränkter Nierenfunktion (CL_{cr} <80 ml/min) empfohlen, die gleichzeitig mit Maraviroc starke CYP3A4-Hemmer erhalten, wie z. B.
- Proteaseinhibitoren (außer Tipranavir/Ritonavir)
- Antimykotika (Ketoconazol, Itraconazol), Tuberkulostatika (Rifabutin), Clarithromycin.

Sicherheit der empfohlenen Anpassungen sowie therapeutisches Drug-Monitoring

Die Sicherheit und Wirksamkeit der empfohlenen Anpassungen der Dosierungen und der Dosierungsintervalle wurden nicht gesondert klinisch geprüft. Deshalb muss bei diesen Patienten das klinische Ansprechen engmaschig überwacht werden. Für die Zukunft wäre die Entwicklung und Etablierung eines therapeutischen Drug-Monitorings für Maraviroc wünschenswert, um den effektiven und sicheren Einsatz der Substanz zu unterstützen.

Wichtige Wechselwirkungen bei der antiretroviralen Therapie (◘ Tabelle 16.1)

Nukleosidale Reverse-Transkriptase-Inhibitoren (NRTIs)

Bisher sind bei gleichzeitiger Gabe von Maraviroc und NRTIs keine Dosisanpassungen erforderlich. Maraviroc sollte 300 mg zweimal täglich verabreicht werden.

Nichtnukleosidale Reverse-Transkriptase-Inhibitoren (NNRTIs)

Efavirenz induziert CYP3A4 und P-gp, was die Maraviroc-Exposition um 45% und mehr reduziert (Jenkins et al. 2004). Bei gleichzeitiger Gabe von Maraviroc mit Efavirenz und *ohne* einen Proteaseinhibitor oder andere starke CYP3A4-Hemmer muss deshalb die Dosis von Maraviroc auf 2-mal täglich 600 mg erhöht werden. Die Konzentration von Efavirenz wurde nicht untersucht, da keine Auswirkungen zu erwarten sind. Das Gleiche gilt vermutlich auch für Nevirapin. Klinische Daten zum gemeinsamen Einsatz von Nevirapin und Maraviroc existieren noch nicht.

Proteaseinhibitoren (PIs)

PIs inhibieren CYP3A4. Bei gleichzeitiger Gabe von Maraviroc sollte die Maraviroc-Dosis auf 150 mg zweimal täglich reduziert werden. Ausnahmen unter den PIs sind (unabhängig von ihrer Boosterung mit Ritonavir) Tipranavir und Fosamprenavir, bei deren Gabe *keine* Reduktion der Maraviroc-Dosierung erforderlich ist. Maraviroc führt zu keiner signifikanten Beeinflussung der PI-Plasmaspiegel (Abel et al. 2004, 2005).

NNRTI plus PI

Bei gleichzeitiger Gabe von Maraviroc sowohl mit einem NNRTI als auch mit einem PI sollte die Maraviroc-Dosis auf 150 mg zweimal täglich reduziert werden. Nur für Tipranavir und Fosamprenavir sind keine Dosisanpassungen erforderlich.

Andere antiretrovirale Substanzen

Weder bei der gleichzeitigen Gabe des Fusionsinhibitors Enfuvirtid noch des Integraseinhibitors Raltegravir (Glucuronidation über UGT1A1) mit Maraviroc sind relevante Interaktionen zu erwarten, da diese Substanzen weitgehend anders als Maraviroc verstoffwechselt werden.

Überdosierung

Orthostatische Hypotonie

Bei Gabe von Maraviroc an gesunde Probanden in höheren als den empfohlenen Dosen wurden Fälle von symptomatischer, orthostatischer Hypotonie häufiger als unter Placebo beobachtet. Bei HIV-Patienten, die Maraviroc in Phase-3-Studien in der empfohlenen Dosis erhielten, wurde jedoch eine orthostatische Hypotonie nur mit ähnlicher Häufigkeit wie unter Placebo beobachtet (ca. 0,5%). Die höchste Dosis, die in klinischen Studien verabreicht wurde, betrug 1200 mg. Das Auftreten einer orthostatischen Hypotonie stellte die dosislimitierende Nebenwirkung dar. Bei Patienten mit orthostatischer Hypotonie in der Anamnese oder mit einer Begleitmedikation, von der bekannt ist, dass sie den Blutdruck senkt, muss Maraviroc mit Vorsicht eingesetzt werden.

Verlängerung des QT-Intervalls

Bei Hunden und Affen kam es bei Plasmakonzentrationen, die dem 6- bzw. 12fachen der beim Menschen bei der maximal empfohlenen Dosierung von 300 mg zweimal täglich erwarteten Konzentration entsprachen, zu einer Verlängerung des QT-Intervalls. In den Phase-3-Studien mit der empfohlenen Dosis von Maraviroc und in einer speziellen Pharmakokinetikstudie zur Überprüfung einer möglichen Verlängerung des QT-Intervalls durch Maraviroc wurde jedoch im Vergleich zu der OBT alleine keine klinisch signifikante QT-Verlängerung festgestellt.

Maßnahmen bei Überdosierung mit Maraviroc

Für eine Überdosierung mit Maraviroc gibt es kein spezifisches Antidot. Die Therapie einer Überdosierung besteht in generellen supportiven Maßnahmen und der Überwachung der Vitalfunktionen. Wenn notwendig, kann die Beseitigung von noch nicht resorbiertem, aktivem Maraviroc durch Erbrechen oder eine Magenspülung erreicht werden und auch die Anwendung von Aktivkohle sinnvoll sein. Da Maraviroc nur in geringem Ausmaß an Proteine bindet, kann eine Dialyse bei der Elimination dieses Arzneimittels hilfreich sein.

Zusammenfassung

Das Potential von Maraviroc, die Pharmakokinetik von gleichzeitig gegebenen anderen Arzneimitteln zu beeinflussen, ist gering. Weder bei Substitutionsbehandlung mit Methadon noch bei der Kontrazeption macht die gleichzeitige Einnahme von Maraviroc eine Dosisanpassung erforderlich. Maraviroc kann nüchtern oder mit einer Mahlzeit eingenommen werden. Dosisanpassungen aufgrund von Alter, Geschlecht oder Rasse sind bei Erwachsenen nicht erforderlich. Vorsicht ist bei eingeschränkter Nieren- und Leberfunktion geboten. Antiretroviral vorbehandelte erwachsene HIV-Patienten sollten Maraviroc zweimal 300 mg pro Tag erhalten. Bei gleichzeitiger Gabe von Efavirenz oder TMC125, die verschiedene Enzyme induzieren kann, mit Maraviroc sollte dessen Dosis auf zweimal täglich 600 mg verdoppelt werden. Bei gleichzeitiger Gabe von potenten CYP3A4-Inhibitoren (z. B. Proteaseinhibitoren außer Tipranavir und Fosamprenavir, Delavirdin, Ketoconazol, Itraconazol, Clarithromycin, Rifabutin) sollte Maraviroc auf zweimal 150 mg pro Tag reduziert werden. Wenn ein Maraviroc-Regime sowohl PIs, abgesehen von Tipranavir und Fosamprenavir, als auch Efavirenz enthält, sollte Maraviroc auf zweimal 150 mg pro Tag reduziert werden. Für die Zukunft sollte ein therapeutisches Drug-Monitoring für Maraviroc entwickelt und etabliert werden.

□ Tabelle 16.1. Wechselwirkungen und Dosisempfehlungen mit anderen Arzneimitteln

Wirkstoffe nach Therapie-gebiet geordnet (Maraviroc-Dosis in der Studie)	Auswirkungen auf den Plasma-spiegel Geometrisches Mittel (Bereich), wenn keine andere Angabe	Empfehlungen für die gemeinsame Gabe
ANTIINFEKTIVA		
Antiretrovirale Arzneimittel		
NRTIs		
Lamivudin (3TC) 150 mg 2-mal tägl. (MVC 300 mg 2-mal tägl.)	3TC AUC$_{12}$: ↔ 1,13 (0,82–2,09) 3TC C$_{max}$: ↔ 1,16 (0,46–2,55) Die Konzentration von MVC wurde nicht untersucht. Es werden keine Aus-wirkungen erwartet.	Es werden keine signifikanten Interaktionen beobachtet/ erwartet. 2-mal täglich MVC 300 mg und NRTIs können ohne Dosisan-passung zusammen gegeben werden.
Tenofovir (TDF) 300 mg 1-mal tägl. (MVC 300 mg 2-mal tägl.)	MVC AUC$_{12}$: ↔ 1,03 (0,83–1,19) MVC C$_{max}$: ↔ 1,03 (0,68–1,45) Die Konzentration von TDF wurde nicht untersucht. Es werden keine Aus-wirkungen erwartet.	
Zidovudin (AZT) 300 mg 2 x tägl. (MVC 300 mg 2 x tägl.)	AZT AUC$_{12}$: ↔ 0,98 (0,45–1,88) AZT C$_{max}$: ↔ 0,93 (0,38–2,70) Die Konzentration von MVC wurde nicht untersucht. Es werden keine Aus-wirkungen erwartet.	
NNRTIs		
Efavirenz (EFV) 600 mg 1-mal tägl. (MVC 100 mg 2-mal tägl.)	MVC AUC$_{12}$: ↓ 0,55 (0,49–0,62) MVC C$_{max}$: ↓ 0,49 (0,38–0,63) Die Konzentration von Efavirenz wurde nicht untersucht. Es werden keine Aus-wirkungen erwartet.	Bei gleichzeitiger Gabe mit EFV und *ohne* einen PI oder andere starke CYP3A4-Hemmer muss die MVC-Dosis auf 2-mal täglich 600 mg erhöht werden. Zur gleichzeitigen Gabe mit EFV und *mit* einem PI siehe unten.
Nevirapin (NVP) 200 mg 2-mal tägl. (MVC 300 mg Einmalgabe)	MVC AUC$_{12}$: ↔ Verglichen mit histo-rischen Kontrollwerten MVC C$_{max}$: ↑ Verglichen mit histo-rischen Kontrollwerten Die Konzentration von NVP wurde nicht untersucht. Es werden keine Aus-wirkungen erwartet.	Der Vergleich mit historischen Kontrollwerten lässt vermuten, dass 2-mal täglich MVC 300 mg und NVP ohne Dosisanpassung zusammen gegeben werden können.
Proteaseinhibitoren		
Atazanavir (ATV) 400 mg 1-mal tägl. (MVC 300 mg 2-mal tägl.)	MVC AUC$_{12}$ ↑ 3,57 (2,55–-4,45) MVC C$_{max}$: ↑ 2,09 (1,31–4,19) Die Konzentration von ATV wurde nicht untersucht. Es werden keine Aus-wirkungen erwartet.	Bei gleichzeitiger Gabe mit einem Proteaseinhibitor (*außer Tipranavir/r oder Fosamprenavir/r*: 300 mg 2-mal tägl.) muss die Dosis von MVC auf 2-mal täglich 150 mg verrin-gert werden.

16

◘ **Tabelle 16.1.** *Fortsetzung*

Wirkstoffe nach Therapie-gebiet geordnet (Maraviroc-Dosis in der Studie)	Auswirkungen auf den Plasma-spiegel Geometrisches Mittel (Bereich), wenn keine andere Angabe	Empfehlungen für die gemeinsame Gabe
ATV/r 300 mg/100 mg 1-mal tägl. (MVC 300 mg 2-mal tägl.)	MVC AUC$_{12}$ ↑ 4,88 (3,28–6,49) MVC C$_{max}$: ↑ 2,67 (1,52–3,90) Die Konzentration von ATV/r wurde nicht untersucht. Es werden keine Aus-wirkungen erwartet.	MVC führt zu keiner signifi-kanten Beeinflussung der Plas-maspiegel von Protease-inhibitoren.
Lopinavir/r (LPV/r) 400 mg/100 mg 2-mal tägl. (MVC 300 mg 2-mal tägl.)	MVC AUC$_{12}$ ↑ 3,95 (2,32–5,52) MVC C$_{max}$: ↑ 1,97 (1,26–2,70) Die Konzentration von LPV/r wurde nicht untersucht. Es werden keine Aus-wirkungen erwartet.	
Saquinavir/r (SQV/r) 1000 mg/100 mg 2-mal tägl. (MVC 100 mg 2-mal tägl.)	MVC AUC$_{12}$ ↑ 9,77 (5,4220,5) MVC C$_{max}$: ↑ 4,78 (2,11–9,88) Die Konzentration von SQV/r wurde nicht untersucht. Es werden keine Aus-wirkungen erwartet.	
Darunavir/r (DRV/r) 600 mg/100 mg 2-mal tägl. (MVC 150 mg 2-mal tägl.)	MVC AUC$_{12}$ ↑ 4,05 (2,10–21,2) MVC C$_{max}$: ↑ 2,29 (0,74–17,8) Die Konzentrationen von DRV und RTV entsprachen historischen Werten.	
Indinavir (IDV)	Zu IDV, einem starken CYP3A4-Hemmer, liegen nur begrenzt Daten vor. Populationspharmakokinetische Analysen in Phase-3-Studien lassen vermuten, dass bei Gabe von IDV eine Dosisverringerung von MVC notwen-dig wird.	
Fosamprenavir/r (FPV/r)	FPV/r ist ein mäßiger CYP3A4-Hemmer. Populationspharmakokinetische Ana-lysen lassen vermuten, dass keine Do-sisanpassung von MVC notwendig ist.	2-mal täglich MVC 300 mg und TPV/r oder FPV/r können ohne Dosisanpassung zusammen ge-geben werden.
Tipranavir/r (TPV/r) 500 mg/200 mg 2-mal tägl. (Maraviroc 150 mg 2-mal tägl.)	MVC AUC$_{12}$ ↔ 1,02 (0,65–1,87) MVC C$_{max}$: ↔ 0,86 (0,37–3,20) Die Konzentrationen von Tipranavir/ Ritonavir blieben unverändert.	
NNRTI + Proteaseinhibitoren		
EFV 600 mg 1-mal tägl. + LPV/r 400 mg/100 mg 2-mal tägl. (MVC 300 mg 2-mal tägl.)	MVC AUC$_{12}$ ↑ 2,53 (1,71–3,15) MVC C$_{max}$: ↑ 1,25 (0,87–2,82) Die Konzentrationen von EFV, LPV/r wurde nicht untersucht. Es werden keine Auswirkungen erwartet.	Bei gleichzeitiger Gabe zusam-men mit Efavirenz *und einem Proteaseinhibitor* muss die Do-sierung von Maraviroc auf 2-mal täglich 150 mg verringert wer-den (außer FPV/r: hier beträgt die Dosis 2-mal täglich 300 mg).

◻ **Tabelle 16.1.** *Fortsetzung*

Wirkstoffe nach Therapie-gebiet geordnet (Maraviroc-Dosis in der Studie)	Auswirkungen auf den Plasma-spiegel Geometrisches Mittel (Bereich), wenn keine andere Angabe	Empfehlungen für die gemeinsame Gabe
EFV 600 mg 1-mal tägl.+ SQV/r 1000 mg/100 mg 2-mal tägl. (MVC 100 mg 2-mal tägl.)	MVC AUC_{12}: ↑ 5,00 (3,04–6,31) MVC C_{max}: ↑ 2,26 (0,68–4,09) Die Konzentration von EFV, SQV/r wur-de nicht untersucht. Es werden keine Auswirkungen erwartet.	
EFV und ATV/r oder DRV/r	Nicht untersucht. Aufgrund der Hemmwirkung von ATV/r oder DRV/r ohne EFV wird eine erhöhte Exposition erwartet.	
Antibiotika		
Sulfamethoxazol/Tri-methoprim (SMX/TMP) 800 mg/160 mg 2-mal tägl. (MVC 300 mg 2-mal tägl.)	MVC AUC_{12}: ↔ 1,11 (0,84–1,53) MVC C_{max}: ↔ 1,19 (0,69–1,73) Die Konzentration von SMX/TMP wur-de nicht untersucht. Es werden keine Auswirkungen erwartet.	2-mal täglich MVC 300 mg und SMX/TMP können ohne Dosisan-passung zusammen gegeben werden.
Rifampicin 600 mg 1-mal tägl. (MVC 100 mg 2-mal tägl.)	MVC AUC: ↓ 0,37 (0,33–0,41) MVC C_{max}: ↓ 0,34 (0,26–0,43) Die Konzentration von Rifampicin wur-de nicht untersucht. Es werden keine Auswirkungen erwartet.	Bei gleichzeitiger Gabe mit Rifam-picin und *ohne* einen CYP3A4-Hemmer muss die Dosis von MVC auf 2-mal täglich 600 mg erhöht werden. Bei HIV-Patienten wurde diese Dosisanpassung nicht unter-sucht. Siehe auch S. ##.
Rifampicin und EFV	Die Kombination mit zwei Induktoren wurde nicht untersucht. Es besteht möglicherweise das Risiko suboptima-ler Konzentrationen.	Die gleichzeitige Gabe von MVC mit Rifampicin und EFV wird nicht empfohlen.
Rifabutin und Protease-inhibitoren	Nicht untersucht. Rifabutin wird als schwächerer Induktor als Rifampicin angesehen. Wenn Rifabutin mit Pro-teaseinhibitoren kombiniert wird, die starke CYP3A4-Hemmer sind, wird in der Summe ein hemmender Effekt auf Maraviroc erwartet.	Bei gleichzeitiger Gabe zusam-men mit Rifabutin *und Protease-inhibitoren* muss die Dosierung von MVC auf 2-mal täglich 150 mg verringert werden (außer TPV/r oder FPV/r: hier beträgt die Dosis 2-mal täglich 300 mg).
Clarithromycin Telithromycin	Nicht untersucht, aber beide sind starke CYP3A4-Hemmer, sodass eine Erhöhung der MVC-Konzentration er-wartet werden kann.	Bei gleichzeitiger Gabe mit Clari- und Telithromycin muss die Do-sierung von MVC auf 2-mal täg-lich 150 mg verringert werden.
Antimykotika		
Ketoconazol 400 mg 1-mal tägl. (MVC 100 mg 2-mal tägl.)	MVC AUC_{tau}: ↑ 5,00 (2,40–9,62) MVC C_{max}: ↑ 3,38 (1,11–7,68) Die Konzentration von Ketoconazol wurde nicht untersucht. Es werden keine Auswirkungen erwartet.	Bei gleichzeitiger Gabe zusam-men mit Ketoconazol muss die Dosis von MVC auf 2-mal täglich 150 mg verringert werden.

16

□ **Tabelle 16.1.** *Fortsetzung*

Wirkstoffe nach Therapiegebiet geordnet (Maraviroc-Dosis in der Studie)	Auswirkungen auf den Plasmaspiegel Geometrisches Mittel (Bereich), wenn keine andere Angabe	Empfehlungen für die gemeinsame Gabe
Itraconazol	Nicht untersucht, aber Itraconazol ist ein starker CYP3A4-Hemmer, sodass eine Erhöhung der MVC-Exposition erwartet werden kann.	Bei gleichzeitiger Gabe zusammen mit Itraconazol muss die Dosierung von MVC auf 2-mal täglich 150 mg verringert werden.
Fluconazol	Fluconazol wird als mäßiger CYP3A4-Hemmer eingestuft. Populationspharmakokinetische Analysen lassen vermuten, dass keine Dosisanpassung von Maraviroc notwendig ist.	In Kombination mit Fluconazol muss MVC 2-mal täglich 300 mg vorsichtig eingesetzt werden.
Antivirale Arzneimittel		
HCV-Virustatika	Pegyliertes Interferon und Ribavirin wurden nicht untersucht. Es werden keine Wechselwirkungen erwartet.	2-mal täglich MVC 300 mg und pegyliertes Interferon oder Ribavirin können ohne Dosisanpassung zusammen gegeben werden.
Opiate		
Methadon, Buprenorphin	Nicht untersucht. Es werden keine Wechselwirkungen erwartet.	2-mal täglich MVC 300 mg und Methadon o. Buprenorphin können ohne Dosisanpassung kombiniert werden.
Statine	Nicht untersucht. Es werden keine Wechselwirkungen erwartet.	2-mal täglich MVC 300 mg und Statine können ohne Dosisanpassung zusammen gegeben werden.
Orale Kontrazeptiva		
Ethinylestradiol (EED) 30 mcg 1-mal tägl. (Maraviroc 100 mg 2-mal tägl.)	EED $AUC_{t:} \leftrightarrow 1,00$ (0,79–1,20) EED $C_{max}: \leftrightarrow 0,99$ (0,61–1,32) Die Konzentration von MVC wurde nicht untersucht. Es werden keine Wechselwirkungen erwartet.	2-mal täglich MVC 300 mg und EED können ohne Dosisanpassung zusammen gegeben werden.
Levonorgestrel (LGT) 150 mcg 1-mal tägl. (MVC 100 mg 2-mal tägl.)	LGT $AUC_{12:} \leftrightarrow 0,99$ (0,70–1,31) LGT $C_{max}: \leftrightarrow 1,01$ (0,66–1,51) Die Konzentration von MVC wurde nicht untersucht. Es werden keine Wechselwirkungen erwartet.	2-mal täglich MVC 300 mg und LGT können ohne Dosisanpassung zusammen gegeben werden.
Benzodiazepine		
Midazolam 7,5 mg Einmalgabe (MVC 300 mg 2-mal tägl.)	Midazolam AUC: $\leftrightarrow 1,18$ (0,68–1,77) Midazolam $C_{max}: \leftrightarrow 1,21$ (0,51–2,97) Die Konzentration von Maraviroc MVC wurde nicht untersucht. Es werden keine Interaktionen erwartet.	2-mal täglich MVC 300 mg und Midazolam kann können ohne Dosisanpassung zusammen gegeben werden.

Literatur

Abel S, Russell D, Ridgway C, et al. The effect of CCR5 antagonist UK-427,857, on the pharmacokinetics of CYP3A4 substrates in healthy volunteers. 5th International Workshop on Clinical Pharmacology of HIV Therapy, 1–3 April, 2004 Rome

Abel S, Whitlock L, Ridgway C, Saifulanwar A, Bakhtyari, Russell D. Effect of UK-427,857 on the pharmacokinetics of oral contraceptive steroids, and the pharmacokinetics of UK-427,857 in healthy young women. ICAAC, Chicago 14–17 September, 2003

Abel S, Russell D, Ridgway C, Medhurst C, Weissgerber G, Muirhead G. Effect of CYP3A4 inhibitors on the pharmacokinetics of CCR5 antagonist UK-427,857 in healthy volunteers. 5th International Workshop on Clinical Pharmacology of HIV Therapy, 1–3 April, 2004 Rome

Abel S et al, Effect of boosted tipranavir on the pharmacokinetics of maraviroc (UK 427,857) in healthy volunteers. 10th European AIDS Conference, Dublin. December 16–19,2005, Abstract 1200

Emmelkamp JM, Rockstroh JK. CCR5 antagonists: comparison of efficacy, side effects, pharmacokinetics and interactions – review of the literature. Eur J Med Res 2007; 12:409–417

Jenkins T, Abel S, Russell D, et al. The effect of P450 inducers on the pharmacokinetics of CCR5 antagonist, UK-427,857, in healthy volunteers. 5th International Workshop on Clinical Pharmacology of HIV Therapy, 1–3 April, 2004 Rome

Muirhead G, Russell D, Abel S, et al. An investigation of the effects of tenofovir on the pharmacokinetics of the novel CCR5 inhibitor UK-427,857. Seventh International Congress on Drug Therapy in HIV infection, Glasgow, UK 14–18 November 2004

Russell D, Ridgway C, Mills C, van der Merwe R, Muirhead G. A Study to investigate the combined co-administration of P450 CYP3A4 inhibitors and inducers on the pharmacokinetics of the novel CCR5 inhibitor UK-427,857. Seventh International Congress on Drug Therapy in HIV infection, Glasgow, UK 14–18 November 2004

Wesentliche Teile dieses Beitrages sind der deutschen Fachinformation für CELSENTRI® (Maraviroc) der Firma PFIZER PHARMA GmbH entnommen (Stand September 2007).

Teil VI   Sonderthema

Update Sucht

Jörg Gölz

Epidemiologie

Weltweit sind 1,25 Milliarden Menschen nikotinabhängig, 140 Millionen sind alkoholabhängig. 4,7% der über 15-Jährigen sind abhängig von illegalen Drogen: 162 Millionen von Cannabis, 34 Millionen von Amphetaminen, 15 Millionen von Opiaten (davon 10 Millionen Heroinabhängige), 14 Millionen von Kokain und 8 Millionen von Ecstasy. Mit illegalen Drogen wird ein Jahresumsatz von 800 Milliarden US-Dollar gemacht. Ein solches Riesengeschäft ist nicht mehr durch polizeiliche oder militärische (»war on drugs« der USA) Maßnahmen zu kontrollieren. Die erzielten Gewinne übertreffen bei weitem die Ergebnisse jeder anderen Wirtschaftstätigkeit: Der Einkauf des Grundstoffs bei Bauern in der dritten Welt geschieht zu exorbitant niedrigen Preisen, die einzigen Dienstleistungen sind die Aufbereitung, der Schmuggel und das Verteilen der Drogen. Es gibt keine Nachfrageeinbrüche, die Kunden warten immer schon auf die nächste Lieferung.

Im weltweiten Maßstab wird ungefähr ein Viertel aller finanziellen Mittel des Gesundheitswesens für Folgeerkrankungen des Konsums legaler und illegaler Drogen aufgewendet.

Grundbegriffe

Definition

Sucht ist durch folgende vier Merkmale charakterisiert:
- unbezwingbares Verlagen nach der Substanz,
- Tendenz zur Dosissteigerung,
- seelische und/oder körperliche Entzugserscheinungen,
- soziale Folgeschäden.

Nicht für alle Substanzen liegen jeweils alle vier Merkmale voll ausgeprägt vor. So gibt es beim Entzug von Cannabis keine körperlichen Entzugserscheinungen, beim Konsum von Halluzinogenen (LSD, Muscarin) gibt es keine Dosissteigerungen, da nach Entleerung des Reservoirs eines Neurotransmitters keine weitere Wirkung erzielt werden kann und vor einem wirkungsvollen erneuten Konsum erst eine Pause eingelegt werden muss.

Theoretische Konzepte

Sucht ist eine komplexe Störung. Mehrere theoretische Suchtkonzepte versuchen, das Imperative der Drogenzufuhr in einer Abhängigkeit von verschiedenen Standpunkten aus zu bestimmen.

- Genetische Konzepte
- Neurobiologische Konzepte
- Psychologische Konzepte
- Psychosoziale Konzepte
- Soziologische Konzepte

Allen Suchtkonzepten ist gemeinsam, dass sie das Phänomen der Sucht in unterschiedlichen Begriffsbildungen als nichtlineare, sich selbst verstärkende (zirkuläre) Wirkungsschleifen beschreiben, seien es soziale, psychologische, genetisch fixierte oder neurobiologisch gesteuerte Aufschaukelungsprozesse (Tretter 2000). Drei Einflüsse wirken dabei aufeinander ein: Droge, Umwelt, Persönlichkeit. Eine biologische Disposition für eine Drogenwirkung trifft auf begünstigende soziale Faktoren und auf bestimmte Persönlichkeitstypen.

Süchtiges Verlangen (Craving)

Das unbezwingbare Verlangen nach der Einnahme einer Droge wird durch drei Impulse gesteuert und unterhalten:

- Suche nach Stimulation (»sensation-seeking behavior«),
- Vermeidung von Unlust (»harm avoidance«),
- Abhängigkeit von Belohnung (»reward dependency«)

Die Kontrollfähigkeit des Individuums versagt vor diesen drei imperativen Antrieben.

Therapeutische Optionen

Der Vielzahl theoretischer Fundierungen entspricht eine Vielzahl von therapeutischen Ansätzen. Nicht einmal die Ziele der therapeutischen Interventionen sind heute eindeutig bestimmt: Neben der dauerhaften Abstinenz werden inzwischen kontrollierter Umgang mit dem Suchtstoff oder Ersatz durch ein Substitut als therapeutische Ziele verfolgt. Die therapeutischen Konzepte sind:

- medikamentöser Eingriff in die neurobiologische Kaskade des Suchtmittels (»anticraving«),
- Erlernen alternativer Handlungsmöglichkeiten im sozialen Kontext,
- dauerhafter Aufenthalt in einer therapeutischen Gemeinschaft,
- Verhaltenstraining,
- psychologische Aufarbeitung der Persönlichkeitsstörung,
- Erlernen der Suchtstoffkontrolle,
- medizinischer Ersatz des Suchtstoffs und kontrollierte Vergabe,
- andere: Akupunktur, Hypnose.

HIV und Sucht

Bei den HIV-Infizierten finden sich überdurchschnittlich häufig Suchtprobleme. Das liegt an der Risikostruktur der beteiligten Gruppen: 10–70% der Infizierten sind primär opiatabhängig und haben sich über intravenösen Konsum angesteckt. Die Gruppe der jungen homosexuellen Männer in großstädtischen Ballungsräumen konsumieren überdurchschnittlich häufig Partydrogen und Kokain. Die Lifetime-Prävalenz einer Depression liegt bei HIV-Infizierten zwischen 22 und 45% (Wulff et al. 2007). Die Depression ist neben den Angststörungen die psychiatrische Erkrankung, die am häufigsten mit abhängigem Verhalten vergesellschaftet ist. Als weitere Ursache für die Häufung von HIV und Sucht gilt das riskante Sexualverhalten, das charakteristisch ist für süchtige Menschen.

Die Ursachen für Depression bei HIV-Infizierten sind:

- Diskriminierung/Geheimhaltung,
- Störungen der Sexualität,
- Anpassungsstörung an Alterung bei narzisstischen Idealen,
- Gefühl krankheitsbedingter Minderwertigkeit,
- psychische Nebenwirkungen der HAART,
- HIV-assoziierte neurologische Leistungsminderung (Okamoto et al. 2007).

Abhängigkeit von einzelnen Substanzen

Nikotin

Nikotin wirkt auf die nikotinergen Acetylcholin-Rezeptoren (nAChR) im Gehirn. Deren Erregung setzt eine Reihe von Neurotransmittern wie Dopamin, Serotonin und Norepinephrin frei, was stimulierend und beglückend wirkt. Gleichzeitig entwickelt Nikotin durch Einwirkung auf das GABAerge und glutaminerge Transmittersystem eine beruhigende Wirkung (Henn et al. 1999; Heinz et al. 2003). Diese Doppelgesichtigkeit der angenehmen Wirkungen macht die innere Bindung an Nikotin so stark.

Bei der Therapie der Nikotinabhängigkeit werden in der Regel kognitiv-verhaltenstherapeutische Entwöhnungsprogramme mit Anti-Craving-Substanzen kombiniert eingesetzt.

Rein agonistisch wirkt der Nikotinersatz mit oraler, nasaler oder inhalativer Applikation. Das Antidepressivum Bupropion (Zyban®) wirkt auf das serotonerge und das noradrenerge System und soll den belebenden Teil der Nikotinwirkung ersetzen. Wegen der schweren Nebenwirkungen hat sich diese Substanz nicht durchgesetzt.

Mit Vareniclin (Champix®) steht jetzt erstmals eine Substanz zur Verfügung, die in den Kreislauf der Nikotinwirkung eingreift. Vareniclin bindet ebenfalls an die nAChR und zwar mit größerer Affinität als Nikotin. Damit imitiert Vareniclin zum Teil die Nikotinwirkung (agonistisches Wirkprinzip), andererseits verhindert es das Andocken von Nikotin an seine Rezeptoren und unterdrückt die neurobiologische Belohnungskaskade (antagonistisches Wirkprinzip). Die Entzugssymptome werden durch die agonistische Wirkung gemildert, der Griff zur Zigarette wird durch das antagonistische Prinzip gleichzeitig nicht mehr belohnt.

Neuerdings wird auch der Cannabinoid-Rezeptor-Antagonist Rimonabant auf seine Potenz hin untersucht, das Craving nach Nikotin zu unterbinden. Ein weiterer Versuch ist die Gabe des Monoamin-Oxidase-(MAO-)Hemmers Selegiline, da Raucher eine reduziert MAO-Aktivität im Gehirn aufweisen, was zur Erhöhung der anregenden Neurotransmitterspiegel führt.

Alkohol

Alkohol greift in die Aktivität fast aller Neurotransmitter ein. In der akuten Phase des Konsums werden zunächst das noradrenerge, dopaminerge, das GABAerge und das opioiderge System aktiviert (Mann 1999; Heinz et al 2003). Das führt zu Kontaktfreude, Entspannung, Beruhigung und Verminderung von Angst. Im chronischen Konsumstadium lässt die GABAerge Aktivierung nach, noradrenerges und dopaminerges System sind dadurch ungehindert aktiviert und verantwortlich für die sympatikotone und delirante Entzugssymptomatik.

Die Therapie der Alkoholabhängigkeit besteht in stationärem, körperlichem Entzug mit anschließender Langzeittherapie im stationären oder ambulanten Rahmen.

Jenseits des Abstinenzdogmas haben sich für den gesundheitlich und sozial riskanten Konsum von Alkohol als schadensmindernder Ansatz die Programme zum Erlernen des »kontrollierten Trinkens« herausgestellt. In ambulanten Einzel- oder Gruppenprogrammen können Risikotrinker über drei Monate hinweg mit einem Trinkplan und mit Trinkregeln Kontrolle über ihre problematischen Trinkgewohnheiten gewinnen.

Zwei Anti-Craving-Substanzen haben sich bei der Rückfallprophylaxe bewährt: Acamprosat und Naloxon. Andere Anti-Craving-Substanzen waren weniger erfolgreich (Tiapid) oder hatten zu viele schwere Nebenwirkungen (Buspiron). Eventuell wird sich in Zukunft auch Vareniclin als gute Anti-Craving-Substanz bei Alkohol herausstellen. Tierexperimentell steht eine günstige Wirkung zu erwarten (Steensland 2007). Ob eine Anwendung beim Menschen verfolgt wird, ist noch ungewiss.

Opiate

Opiate werden als Heroin oder medizinische Zubereitungen intravenös gespritzt bzw. im nahen Osten oder in Asien geraucht. Die Wirkung besteht in Anxiolyse, Euphorie und Abschirmung von starken Gefühlen. Heroin stimuliert das Endorphinsystem des Gehirns über die μ-Rezeptoren. Die Wirkdauer des injizierten Heroins beträgt 3–4 Stunden, sodass in der Regel drei bis vier Injektionen pro Tag nötig sind. Heroin selbst schafft in wenigen Wochen eine starke Abhängigkeit mit ausgeprägten körperlichen und psychischen Entzugssyndromen. Die größte Gefahr beim Konsum ist die Überdosierung mit Atemlähmung. Die somatische Multimorbidität der Heroinabhängigen ist nicht Folge der Substanz Heroin, sondern Folge der illegalen Konsumbedingungen.

Die wichtigste Therapieform für die Heroinabhängigkeit ist im Gegensatz zu früheren Jahren inzwischen die Substitution mit Opiaten (Gölz 2000). Innermedizinisch ist die Abstinenz bei der Opiatabhängigkeit ein nachrangiges Therapieziel geworden. Nur im politischen Raum wird immer noch an der Abstinenz als primärem Therapieziel festgehalten. Lebenslange Abstinenz nach einer Langzeittherapie ist überaus selten.

Psychostimulanzien

Amphetamine werden oral eingenommen, gesnieft oder intravenös gespritzt. Die Rauschdauer beträgt ca. 3 Stunden. Die Wirkung besteht in einer Steigerung des Selbstbewusstseins, in gesteigertem Antrieb und gesteigerter sexueller Erregbarkeit. Gleichzeitig entwickelt sich ein Rededrang. Die Gefahren der Amphetamine liegen in Herzrhythmusstörungen, gesteigerter Aggressivität und paranoiden Episoden.

Amphetamine sind vor allem in Gesellschaften mit großem Leistungsdruck verbreitet.

Der Entzug sollte stationär stattfinden. Zur Milderung der Entzugserscheinungen haben sich Antidepressiva bewährt.

Kokain

Kokain wird geschnupft, gespritzt oder als Crack geraucht. Die Rauschdauer ist sehr kurz: Sie liegt zwischen 10 und 60 Minuten. Kokain macht in hohem Maße angstfrei, hebt das Selbstwertgefühl, beschleunigt das Denken, täuscht Kreativität des Denkens vor und steigert die sexuelle Lust. Als unerwünschte Nebenwirkungen treten Angstsyndrome und paranoide Episoden auf, daneben kann es Hirndurchblutungsstörungen, Herzrasen und epileptische Anfälle auslösen. Kokain wird vor allem in der Musik- und Modebranche konsumiert, daneben in den Medien- und Finanzberufen. Es ist verbreitet in der gehobenen Partygesellschaft. Von Heroinkonsumenten wird es vor allem zur Überwindung der Opiatmüdigkeit gespritzt.

Der Entzug macht sich durch eine starke, lang anhalte Depression bemerkbar. Antidepressiva können bei der Therapie hilfreich sein. Meist wird der Konsum nach Jahren von selbst aufgegeben, wenn die sozialen und gesundheitlichen Folgen den »Gewinn« des Konsums überwiegen. Therapeutische Interventionen haben wenig Aussicht auf Erfolg.

Ecstasy

Die verschiedenen Ecstasy-Sorten sind Abkömmlinge der Amphetamine. Neben der aufputschenden haben sie eine leichte psychodysleptische Wirkung. Der Rausch ist durch folgende Qualitäten gekennzeichnet: starke Euphorie, allgemeine Enthemmung, das Gefühl der großen Nähe zu anderen Menschen und gesteigerter Antrieb. Zu den unerwünschten Nebenwirkungen zählen Blutdruckabfall, Pulsbeschleunigung, Exsikkose, Herzrhythmusstörungen und Krampfanfälle. Es mehren sich die Hinweise, dass bei Langzeitkonsum diffuse hirnorganische Schädigungen im kognitiven und motorischen Bereich auftreten. Der Konsum findet überwiegend auf Rave-Partys statt. Eine Entzugsbehandlung ist nicht nötig. Der Konsum wird meist mit dem Herauswachsen aus der speziellen Musikszene eingestellt.

Psychodysleptika

Psychodysleptika werden überwiegend oral konsumiert (Tabletten, betropfte Filzstückchen).

Die Wirkung von Psychodysleptika (LSD, Psilocybin, Muscarin) ist durch intensive Entgrenzungserlebnisse nach innen und außen gekennzeichnet. Die Sinneswahrnehmungen sind bis in den Bereich von Halluzinationen gesteigert und verfremdet, die Aufhebung logischer Zusammenhänge führt zu assoziativen Gedankenketten, die während des Rauschzustands übersinnliche Erkenntnistiefe vortäuschen. Konsumenten von Psychodysleptika sind überwiegend differenziert mit hohen Ansprüchen an neue Erfahrungen im Rauscherleben.

Eine körperliche Abhängigkeit tritt nicht ein. Möglich ist eine psychische Abhängigkeit mit dem Wunsch, fortwährend in einem übernatürlichen Bewusstseinszustand zu verharren. Als Gefahren dieser Rauschmittel gelten intensive Angsterlebnisse und psychotische Erlebnisverarbeitung. Bei präpsychotisch veränderten Jugendlichen kann eine akute psychotische Episode ausgelöst werden. Ein dauerhafter Gebrauch von Dysleptika über mehrere Jahre ist selten. Im Gegensatz zu den anderen Rauschformen ist dann nämlich ein selbstständig geführtes Leben nicht mehr möglich.

Cannabis

Cannabis wird in Form von Harz (Haschisch) oder Blüten/Blätter (Marihuana) in der Regel geraucht. Zubereitung in Gebäck und Tee ist ebenfalls möglich. Während Marihuana mehr eine heitere Gelassenheit hervorruft, bewirkt der Konsum von Haschisch eher dysleptische Erlebnisweisen mit Sinnestäuschungen und Halluzinationen, meist gepaart mit läppischer Fröhlichkeit. In beiden Fällen entsteht eine starke Steigerung des Appetits nach kalorienreicher Nahrung, was auch medizinisch beim Wasting-Syndrom genutzt wird. Als Gefahren des Konsums gelten psychotische Erlebnisweisen, Vertiefung einer bestehenden Depression und das amotivationale Syndrom mit tiefer Gleichgültigkeit gegenüber den Anforderungen der realen Welt. Eine körperliche Abhängigkeit besteht nicht, wohl aber eine psychische.

Zusammenfassung

Weltweit sind ca. 1,65 Milliarden Menschen abhängig von psychotropen Substanzen.

Mit 1,25 Milliarden Abhängigen führt die Nikotinabhängigkeit weit vor allen anderen Substanzen. Ungefähr ein Viertel aller Ausgaben im Gesundheitswesen sind durch Abhängigkeitserkrankungen verursacht.

Merkmale von Sucht sind ein unbezwingbares Verlangen nach einer Substanz, seelische und/oder körperliche Entzugssyndrome bei Unterbrechung der Zufuhr und soziale Folgeschäden. Den verschiedenen Suchtkonzepten ist gemeinsam, dass sie Sucht als nichtlineare, sich selbst verstärkende Wirkungsschleife beschreiben. Sucht ist als chronische Erkrankung definiert: Auf erkrankungsfreie Phasen folgen häufig Rückfälle mit suchtbestimmten Lebensabschnitten.

Nikotin, Alkohol, Amphetamine, Opiate und Kokain verursachen eine Abhängigkeit, die in der Regel als chronisch rezidivierende Erkrankung verläuft. Nach Phasen der Abstinenz erfolgen Rückfälle und erneuter Substanzkonsum. Die Abhängigkeit von Ecstasy und Psychodysleptika besteht meist nur während einer Lebensphase in der Jugend. Der Konsum von Cannabis nimmt eine Zwischenstellung ein: Neben dem auf einen Lebensabschnitt begrenzten Konsum gibt es auch den dauerhaft abhängigen Konsum.

Die therapeutischen Optionen bei der Sucht umfassen Entzugsbehandlung, verschiedene psychotherapeutische Verfahren, Verhaltenstraining und Einsatz von Anti-Craving-Substanzen. Häufig werden mehrere Techniken parallel eingesetzt.

Fundamentale therapeutische Durchbrüche sind in absehbarer Zeit für keines der Rauschmittel zu erwarten.

Literatur

Bossong H. Elemente und Modelle einer systematischen Versorgung. In: Uchtenhagen A, Ziegelgänsberger W (Hrsg) Suchtmedizin, 1. Aufl. Urban und Fischer, München Jena, 2000, S 448–452

Gölz J. Der Suchtkranke in der ärztlichen Praxis. In: Uchtenhagen A, Ziegelgänsberger W (Hrsg) Suchtmedizin, 1. Aufl. Urban und Fischer, München, Jena, 2000, S 435–441

Heinz A, Batra A. Neurobiologie der Alkohol- und Nikotinabhängigkeit, 1. Aufl. W. Kohlhammer, Stuttgart, 2003

Henn F, Hitzelmann RJ. Neurochemie: Basis der Psychopharmakologie. In: Helmchen H et al. (Hrsg) Psychiatrie der Gegenwart, Band 1, 4. Aufl. Springer, Berlin Heidelberg New York Tokio, 1999, S 171–210

Mann KF. Alkohol: Klinik und Behandlung. In: Helmchen H et al. (Hrsg) Psychiatrie der Gegenwart, Band 1, 4. Aufl. Springer, Berlin Heidelberg New York Tokio, 1999, S 511–529

Okamoto S, Kang Y, Brechtel C et al. HIV/gp120 decreases adult neural progenitor cell proliferation via checkpoint kinase-mediated cell-cycle withdrawel and G1 arrest. Cell Stem Cell 2007; 1:230–236

Tretter F. Suchtmedizin. Der suchtkranke Patient in Klinik und Praxis. Schattauer, Stuttgart, 2000, S 207–230

Steensland P, Simms JA, Holgate J et al. Vareniclin, an α4ß2 nicotinic acetylcholine receptor partial agonist, selectively decreases ethanol consumption and seeking. www.pnas.org/cgi/doi/10.1073/pnas.0705368104

Wulff W, Kofahl-Krause D, Stoll M et al. Impact of depression on overall health related quality of life (QoL) in HIV- and cancer-patients. 3. German Austrian AIDS Conference, Frankfurt/M, 27–30 June, 2007. Abstr. B.18

Partielle Agonisten nikotinerger Acetylcholin-Rezeptoren zur Rauchentwöhnung – ein Update

Klaus Beer und Yves A. Bara

Rauchen schadet

Zigarettenrauchen und in der Folge Nikotinabhängigkeit/-sucht gehören zu den führenden, aber vermeidbaren Ursachen von Tod und schweren Krankheiten weltweit (West et al. 2007). Kurz- und Langzeitwirkungen des Rauchens sind gut dokumentiert und mit hohen gesundheitsökonomischen Aufwendungen verbunden (Ruff et al. 2000; Welte et al. 2000).

So werden u. a. kardiovaskuläre Erkrankungen, COPD, Katarakt, Osteoporose und vielfältige Krebsformen verursacht, die zu einem substanziellen Verlust an Lebenszeit beitragen (◘ Abb. 18.1). Diese Risiken bestehen auch für Nichtraucher, die passiv Zigarettenrauch ausgesetzt sind (DKFZ 2007).

Besonders für HIV-Patienten besitzen die durch das Rauchen ausgelösten Schadwirkungen, z. B. oxidativer Stress und prokanzerogene Aktivität, weiteres destabilisierendes Potential und sind Störquellen im gesamten Therapiekonzept (Marquart 1997; Renwick et al. 2001; MacNee et al. 2003).

Krebserkrankungen
Lungenkrebs
Kehlkopf
Speiseröhrenkrebs
Blasenkrebs
Gebährmutterkrebs
Nierenkrebs
Leukämie
Mundhöhlenkrebs
Bauchspeicheldrüse
Magenkrebs

Herz- und Gefäßerkrankungen
Koronare Herzerkrankungen (Herzinfarkt)
Zerebrovaskuläre Erkrankungen (Schlaganfall)
Bauchaorten Aneurysma
Arteriosklerose

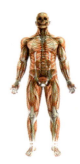

Atemwegserkrankungen
COPD
Lungenentzündung
akute und chronische Bronchitis

Außerdem
Unfruchtbarkeit bei Frauen
Impotenz bei Männern
Schwangerschaftskomplikationen
Grauer Star (bei Frauen)
Niedrige Knochendichte
(bei Frauen nach der Menopause)
Magen- und Zwölffingerdarmgeschwür

◘ **Abb. 18.1.** Krankheiten, Beschwerdebilder und Todesursachen mit belegtem Zusammenhang mit dem Rauchen (DKFZ 2007)

Rauchschäden sind teilweise reversibel

Viele der Risiken, die mit dem Rauchen assoziiert sind, sind bei konsequenter Rauchentwöhnung, unabhängig von der Dauer des Rauchens, teilweise reversibel (◻ Abb. 18.2). Verbesserte Lebensqualität und deutlich niedrigere Morbidität und Mortalität führen zu einem evidenten Zuwachs an Lebenszeit (Doll 2004).

Rauchen verursacht Sucht

Das mit dem Rauchen freigesetzte Nikotin gehört nach Leshner (2000) zu den stärksten Sucht auslösenden Stoffen. Vereinfacht betrachtet, entwickelt sich die Sucht zu Rauchen i. d. R. nach akuter Aktivierung des mesolimbischen Belohnungssystems durch das Nikotin (◻ Abb. 18.3). Nikotin bindet an nikotinerge $\alpha_4\beta_2$-Acetylcholin-Rezeptoren ($\alpha_4\beta_2$-nAChR) der Ionenkanäle im ventralen tegmentalen Areal (VTA) und bewirkt die Freisetzung von Dopamin im Nucleus accumbens (Jarvis 2004). Resultierende Belohnungseffekte werden schnell von Entzugserscheinungen sowie starkem Verlangen nach erneutem Rauchen abgelöst. Assoziative und motorische Lernprozesse verstärken das Suchtverhalten (West et al. 2007).

Der Erfolg der Nikotinentwöhnung hängt deshalb nicht nur von einer suffizienten Unterbrechung der biochemischen Abhängigkeitsmechanismen ab, sondern erfordert die konsequente Berücksichtigung der komplexen verhaltensabhängigen Faktoren.

Rauchentwöhnung ist möglich

Für eine Rauchentwöhnung stehen mehrere Methoden zur Verfügung (West et al. 2007). Zu den nichtpharmakologischen Verfahren gehören: der sog. »kalte Entzug« durch den eigenen Willen, Verhaltenstherapie in Gruppen, Selbsthilfe mit angepasstem oder standardisiertem Material und Akupunktur. Für eine medikamentöse Therapie stehen zur Verfügung: rezeptfrei nikotinhaltige Präparate sowie rezeptpflichtig Bupropion und Vareniclin. Die besten Abstinenzraten werden bei Kombination von psychotherapeutischen und medikamentösen Maßnahmen erreicht.

Die COCHRANE-Gruppe hat in mehreren Arbeiten die Ergebnisse der verschiedenen Strategien der Rauchentwöhnung analysiert und kritisch bewertet (◻ Abb. 18.4). Viele der geprüften Strategien weisen mehr oder weniger befriedigende Abstinenzraten nach und belegen damit die prinzipielle Machbarkeit einer Entwöhnung. Die immer noch relativ niedrigen Abstinenzraten zeigen aber auch die außerordentlichen Schwierigkeiten bei der Rauchentwöhnung auf.

Die persönliche Motivation für den Entzug gilt als die entscheidende Voraussetzung für den Erfolg. Der Raucher durchläuft dabei im Verlauf seiner individuellen Entwicklung verschiedene Motivationsphasen der Veränderungsbereitschaft, wobei für einen erfolgreichen Entzug die Aktionsphase erreicht sein sollte (Prochaska et al. 1983; Batra et al. 2007). Jederzeit mögliche Rückfälle sollten als Chance für einen erneut Entzugsversuch interpretiert werden (◻ Abb. 18.5).

Dem betreuenden Arzt obliegt nach den »5A«-Grundsätzen des US Department of Health and Human Services die motivierende Begleitung des Rauchentzugs (Fiore et al. 2000): **A**bfrage des Rauchstatus, **A**nraten zum Rauchstopp, **A**nsprechen der Motivation zum Rauchstopp, **a**ktives Assistieren beim Rauchstopp, **A**rrangieren der Nachbetreuung.

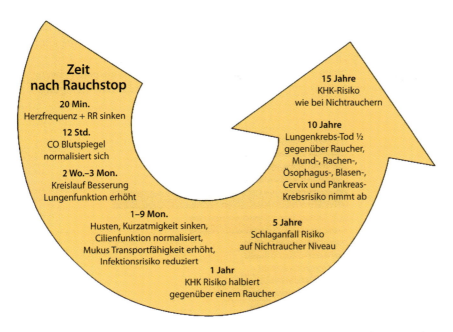

Abb. 18.2. Veränderung der Krankheitsrisiken nach Rauchstopp (American Cancer Society 2007)

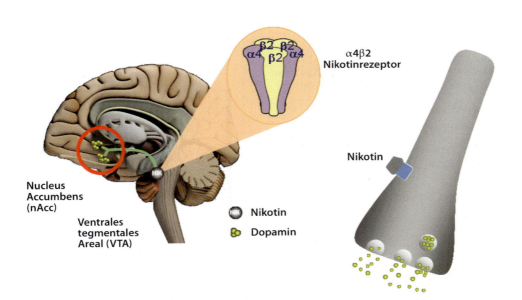

Abb. 18.3. Vereinfachte Darstellung der potentiell Sucht auslösenden Nikotinwirkung im ZNS. (Mod. nach Koob 2006)

Ebenso wertvoll sind andere Maßnahmen der Unterstützung unter Nutzung der multimedialen Möglichkeiten, wie z. B. das von Pfizer für Vareniclin-Patienten angebotene LIFE-REWARD-Programm (s. auch Nides et al. 2007).

Mit Vareniclin steht erstmals ein nicht nikotinhaltiger Wirkstoff mit direktem Bezug zu den nikotinergen ACh-Rezepetoren zur Unterstützung des Rauchentzugs zur Verfügung.

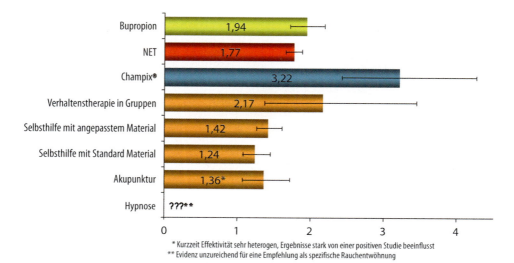

* Kurzzeit Effektivität sehr heterogen, Ergebnisse stark von einer positiven Studie beeinflusst
** Evidenz unzureichend für eine Empfehlung als spezifische Rauchentwöhnung

◘ **Abb. 18.4.** Odds Ratio der Abstinenz nach Rauchentwöhnung nach aktuellen Analysen der COCHRANE-Arbeitsgruppe (Champix® Cahill 2007, NET Silagy 2004, Bupropion Hughes 2007, Akupunktur White 2006, Verhaltenstherapie Stead 2005, Selbsthilfe Lancaster 2007)

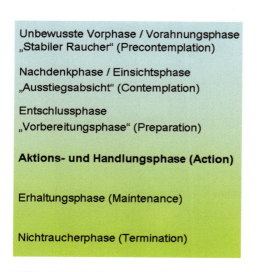

◘ **Abb. 18.5.** Sechs Phasen der Veränderungsbereitschaft für den Rauchentzug (Prochaska et al. 1983; Batra et al. 2007)

Vareniclin (Champix®)

Wirkmechanismus

Vareniclin folgt im zentralen Nervensystem dem schon charakterisierten Nikotinpfad und verdrängt kompetitiv Nikotin vom $\alpha_4\beta_2$-nACh-Rezeptor im VTA (Rollema et al. 2007) (■ Abb. 18.6). Dessen Aktivität wird moduliert und führt gegenüber Nikotin zu deutlich reduzierter Dopaminausschüttung im Nucleus accumbens, die aber ausreicht, um die Entzugssymptome und das Verlangen zu unterdrücken (Agonismus). Gleichzeitig wird die Genusswirkung bei Rauchen von Zigaretten unter der Therapie abgeschwächt (Antagonismus).

Pharmakokinetik

Wichtige und für eine Therapieplanung relevante pharmakokinetische Eigenschaften von Vareniclin sind:

- hohe orale Bioverfügbarkeit und schnelle Resorption,
- kein Einfluss einer gleichzeitigen Nahrungsaufnahme,
- maximale Plasmakonzentrationen 3–4 h nach Einnahme,
- Fließgleichgewicht nach 4 Tagen,
- Ausscheidung von 92% der Substanz unverändert mit dem Urin,
- Eliminationshalbwertszeit ca. 24 h,
- keine Hemmung des Cytochrom-P450-Systems,
- keine klinisch relevanten Wechselwirkungen mit anderen Medikamenten,
- keine Dosisanpassung bei Patienten mit Leberinsuffizienz,
- keine Dosisanpassung bei älteren Patienten mit normaler Nierenfunktion,
- Dosisanpassung bei Patienten mit schwerer Niereninsuffizienz erforderlich.

Detailliertere Informationen sollten der gültigen Fachinformation entnommen werden.

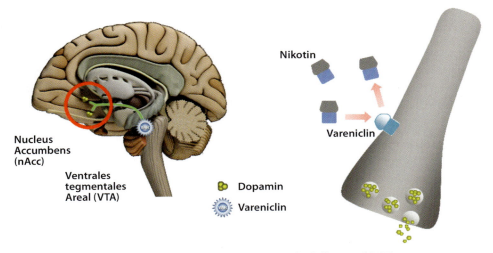

Nikotin

Vareniclin

Nucleus
Accumbens
(nAcc)

Ventrales
tegmentales
Areal (VTA)

Dopamin

Vareniclin

■ **Abb. 18.6.** Agonistische und antagonistische Wirkung von Vareniclin (Rollema et al. 2007)

Pharmakokinetik des Rauchens

Für die sichere Betreuung vor allem von Patienten mit höheren Krankheitsrisiken, wie sie typischerweise bei HIV-Patienten vorliegen, hat die Bewertung des Raucherstatus einen außerordentlich sicherheitsrelevanten Stellenwert.

Nikotin, vor allem aber die Vielzahl der beim Rauchen entstehenden Verbrennungsprodukte, hat relevante klinische Wirkungen. Am Beispiel von polyzyklischen aromatischen Kohlenwasserstoffen wurden folgende pharmakokinetische Interaktionen ermittelt (Zevin et al. 1999):

- Die hepatischen Enzyme CYP 450 1A1, 1A2 und 2E1 sowie Glukuronyltransferasen werden aktiviert.
- Die Induktion von CYP 450 1A2 beeinflusst den Metabolismus von vielen Wirkstoffen, wie z. B. Koffein, Theophyllin und Tacrin.
- Durch den Genpolymorphismus der Enzyme resultiert aus dieser Aktivitätszunahme eine direkte Verbindung zur möglichen Induktion von karzinogenen Enzymen und damit zur Erhöhung des Krebsrisikos, insbesondere von Lungenkrebs.

Gerade solche Interaktionen können bei HIV-Patienten den klinischen Verlauf weiter destabilisieren und therapeutische Wirkungen einschränken.

Pharmakodynamik des Rauchens

- Durch die stimulierenden Wirkungen von Nikotin auf das vegetative Nervensystem sowie das kardiovaskuläre System entwickeln sich beachtenswerte pharmakodynamische Interaktionen mit psychoaktiven und kardiovaskulären Wirkstoffen sowie Insulin.
- Interaktionen von Nikotin mit oralen Kontrazeptiva generieren ein höheres Risiko für unerwünschte thrombotische Ereignisse.
- Rauchen verändert die Wirkung inhalativer Kortikosteroide bei Asthma.
- Rauchentwöhnung kann psychiatrische Grunderkrankungen verschlechtern.
- Nikotin schwächt die Wirkungen von Benzodiazepinen, β-Blockern und Opioiden ab (Zevin et al. 1999; Kroon 2007).

Diese ausgewählten Daten weisen darauf hin, dass bei erfolgreicher Rauchentwöhnung komplexe Veränderungen stattfinden, die dazu führen, dass Therapieregime überprüft und angepasst werden müssen. Dies gilt umso mehr für den multimorbiden HIV-Patienten, bei dem die optimale Wirkung der antiretroviralen Therapie unter allen Umständen abgesichert werden muss.

Therapiegrundsätze

Ein Therapiezyklus mit Champix® dauert 12 Wochen. Die Erhaltungsdosis von 1 mg 2-mal/Tag wird in 2 Schritten von 0,5 mg 1-mal/Tag (1.–3. Tag) sowie 0,5 mg 2-mal/Tag (Tage 4–7) auftitriert.

Der Rauchstopp sollte nach Erreichen der Erhaltungsdosis beginnen (ab 8. Therapietag).

Häufiger beobachtete Nebenwirkungen sind Übelkeit, Kopfschmerzen sowie abnorme Träume und Schlaflosigkeit. Sie sind meist mild bis moderat sowie vorübergehend und führen

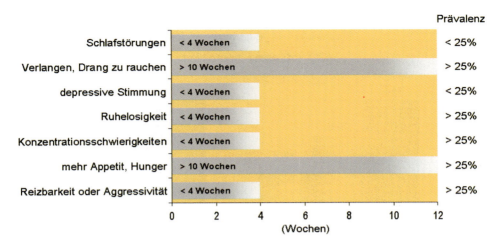

Prävalenz

Schlafstörungen	< 4 Wochen	< 25%
Verlangen, Drang zu rauchen	> 10 Wochen	> 25%
depressive Stimmung	< 4 Wochen	< 25%
Ruhelosigkeit	< 4 Wochen	> 25%
Konzentrationsschwierigkeiten	< 4 Wochen	> 25%
mehr Appetit, Hunger	> 10 Wochen	> 25%
Reizbarkeit oder Aggressivität	< 4 Wochen	> 25%

0   2   4   6   8   10   12
(Wochen)

Abb. 18.7. Dauer der Symptome des Nikotinentzugs (West et al. 2007; Hughes 1992; Jarvis 2004)

im Vergleich zu Placebo nicht zu vermehrten Therapieabbrüchen. Gesteigerter Appetit sowie eventuelle Gewichtszunahme sollten bei HIV-Patienten eher eine positive Bewertung finden.

Entscheidend für den Therapieerfolg ist die Einhaltung einer Therapiedauer von 12 Wochen. West et al. (2007) und Jarvis (2004) weisen in der Auswertung der schon 1992 publizierten Daten von Hughes darauf hin, dass von den Symptomen des Nikotinentzugs besonders das Verlangen bzw. der Drang zu rauchen sehr lange persistiert und eine zu früh beendete medikamentöse Unterstützung des Entzugs den Erfolg gefährden kann (**Abb. 18.7**).

Datenlage

Die Wirksamkeit von Vareniclin wurde in zwei Phase-3-Studien mit nahezu identischem Studiendesign geprüft (Gonzales et al. 2006; Jorenby et al. 2006). In diese Studien wurden Raucher ohne wesentliche Grunderkrankungen einbezogen, die im Durchschnitt mehr als 1 Packung Zigaretten pro Tag (ca. 25 Zig./Tag) rauchten. Die Abstinenz wurde von den Teilnehmern selbst berichtet und in wöchentlichen Visiten durch CO-Messung in der Atemluft verifiziert. In einem doppelblinden, randomisierten, multizentrischen Testverfahren wurde Vareniclin mit Placebo und Bupropion verglichen. Die Ergebnisse im primären Endpunkt, Rauchfreiheit in den Wochen 9–12 der Studie, zeigen signifikant höhere Abstinenzraten vs. Bupropion oder Placebo (**Abb. 18.8**). Im sekundären Endpunkt – Rauchfreiheit nach 52 Wochen – war Vareniclin signifikant besser wirksam als Placebo. Gegenüber Bupropion SR war Vareniclin substanziell aber nur in der Jorenby-Studie signifikant besser wirksam (**Abb. 18.9**).

Mit Bezug auf diese Ergebnisse werten die COCHRANE-Arbeitsgruppe (Cahill 2007) sowie das National Institute for Health and Clinical Excellence (NICE 2007) Vareniclin als deutlichen Fortschritt in der medikamentösen Unterstützung des Rauchentzugs.

Auch bei geringer und für viele noch nicht befriedigender Zunahme der Erfolgsraten entsteht ein Nutzen für die Gesundheit, der den anderer klinischer Interventionen weit übersteigt (Schroeder 2006; Kleges 2006).

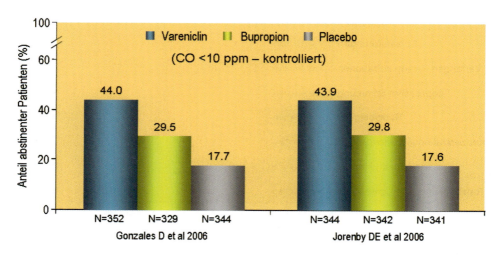

■ **Abb. 18.8.** Kontinuierliche Abstinenzraten in den Studienwochen 9–12 (primärer Endpunkt). p <0,001 für alle Vergleiche

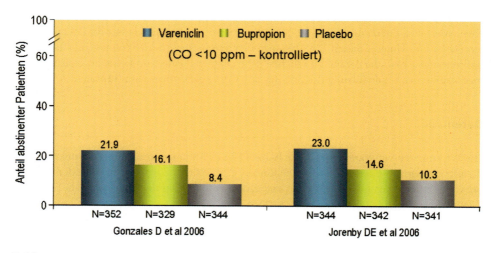

■ **Abb. 18.9.** Kontinuierliche Abstinenzraten in den Studienwochen 9–52 (sekundärer Endpunkt). Gonzales-Studie: p = 0,007 für die Differenz Vareniclin vs. Placebo, p = 0,57 für die Differenz Vareniclin vs. Bupropion SR. Jorenby-Studie: p <0,001 für die Differenz Vareniclin vs. Placebo, p = 0,004 für die Differenz Vareniclin vs. Bupropion SR, p = 0,08 für die Differenz Bupropion SR vs. Placebo

Literatur

Abbot NC, Stead LF, White AR, Barnes J. Hypnotherapy for scmoking cessation (Review). The Cochrane Library 2007; Issue 2

American Cancer Society. Guide for quitting smoking. http://cancer.org/PED/content/PED_10_13X_Guide_for_Quitting.asp

Batra A. ##Titel des Beitrags???## Rote Reihe Tabakprävention und Tabakkontrolle, Bd 4. DKFZ, Heidelberg, 2007, S 47–49

Cahill K, Stead LF, Lancaster T. Nicotine receptor partial agonists for smoking cessation (Review). The Cochrane Library 2007; Issue 1

Champix® – Fachinformation, Stand April 2007

Deutsches Krebsforschungszentrum (Hrsg). Rote ReiheTabakprävention und Tabakkontrolle, Bd 4. DKFZ, Heidelberg, 2007

Doll R, Peto R, Boreham J, Sutherland I. Mortality in relation to smoking: 50 years' observations on male British doctors. BMJ 2004; 328: 1519–1533

Fiore MC. Guideline panel, treating tobacco use and dependence. Clinical Practice Guideline US Department of Health and Human Services, Public Health Service, June 2000

Hughes JR. Tobacco withdrawal in self-quitters. J Consult Clin Psychol 1992; 60: 689–697

Hughes JR, Stead LF, Lancaster T. Antidepressants for smoking cessation (Review). The Cochrane Library 2007; Issue 2

Gonzales D, Rennard SI, Nides M, et al. Varenicline, an alpha4beta2 nicotinic acetylcholine receptor partial agonist, vs sustained-release bupropion and placebo for smoking cessation: a randomized controlled trial. JAMA 2006; 296: 47–55

Jarvis MJ. Why people smoke. BMJ 2004; 328: 277–279

Jorenby DE, Hays JT, Rigotti NA, Azoulay S, Watsky EJ, Williams KE, et al. Efficacy of Varenicline, an α4ß2 nicotinic receptor agonist, vs. Placebo or sustained release Bupropion for smoking cessation. JAMA 2006; 296: 56–63

Klesges RC, Johnson KC, Somes G. Editorials: Varenicline for smoking cessation: Definite promise, but not panacea. JAMA 2006; 296: 94–95

Koob GF et al. The neurobiology of addiction: a neuroadaptional view relevant for diagnosis. Addiction 2006; 101 (Suppl 1): 23–30

Kroon LA. Drug interactions with smoking. Am J Health-System Pharm 2007; 64: 1917–1921

Lancaster T, Stead LF. Self-help interventions for smoking cessation (Review). The Cochrane Library 2007; Issue 3

Leshner A. The science of nicotine addiction. Presentation held at the 3rd World Conference Tobacco or Health, 2003

MacNee W, Donaldson K. Mechanisms of lung injury caused by PM10 and ultrafine particles with special reference to COPD. Eur Respir J Suppl 2003; 40: 47s–51s

Marquard H, Schäfer SG. Lehrbuch der Toxikologie. Spektrum, Heidelberg, 1997

NHS-National Institute of Health and Clinical Excellence: www.nice.org.uk 2007/028

Nides M, Leishow L, Sarna L, Evans SE. Maximizing smoking cessation in clinical practice: Pharmacologic and behavioral interventions. Prev Cardiol 2007; 10 (Suppl 1):23–30

Prochaska JO, DiClemente. Stages and processes of self-change of smoking: toward an integrative model of change. J Consult Clin Psychol 1983; 51: 390–395

Renwick LC, Donaldson K, Cluter A. Impairment of alveolar macrophage phagocytosis by ultrafine particles. Toxicol Appl Pharmacol 2001; 172:119–127

Rollema H, Coe JW, Chambers LK, Hurst LJ, Stahl SM, Williams KE. Rationale, pharmacology and clinical efficacy of partial agonists of α4ß2 nACh receptors for smoking cessation, Trends in pharmacological sciences. Online publication 2007

Ruff LK, Vollmer T, Nowak D, Meyer A. The economic impact of smoking in Germany. Eur Respir J 2000; 16:385–390

Schroeder SA, Cox HC. Editorial: Trials that matter: Varenicline: A designer drug that helps smokers quit. Ann Intern Med 2006; 145:784–785

Silagy C, Lancaster T, Stead LF, Mant D, Fowler G. Nicotine replacement therapy for smoking cessation (Review). The Cochrane Library 2007; Issue 2

Stead LF, Lancaster T. Group behavioural therapy programmes (Review). The Cochrane Library 2007, Issue 3

Welte R, König HH, Leidl R. The costs of health damage and productivity losses attributable to cigarette smoking in Germany. Eur J Public Health 2000; 10:31–38

West R, Shiffman S. Fast facts: smoking cessation. Health Press Limited, Oxford, 2007

White AR, Rampes H, Campbell JL. Acupuncture an related interventions for smoking cessation (Review). The Cochrane Library 2007; Issue 2

Zevin S, Benowitz NL. Drugs interaction with smoking cessation – an update. Clin Pharmacokinet 1999; 36:425–438

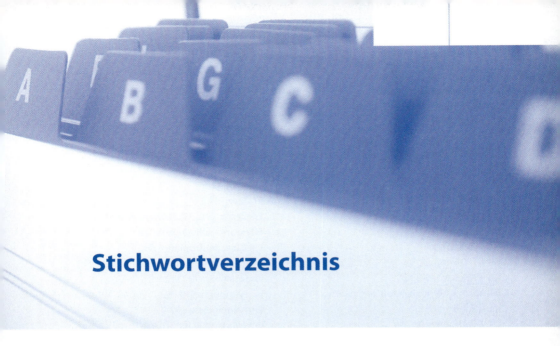

Stichwortverzeichnis